입고 먹고 바르고 마시는

실크 건강법

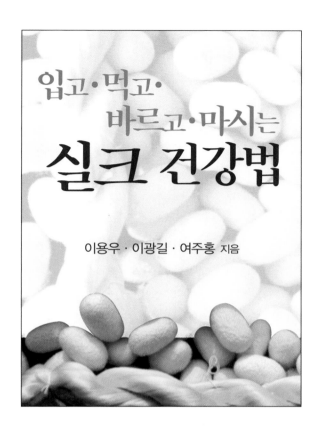

입고·먹고·
바르고·마시는
실크 건강법

이용우 · 이광길 · 여주홍 지음

중앙생활사

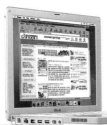

중 앙 생 활 사
중앙경제평론사

Joongang Life Publishing Co./Joongang Economy Publishing Co.

중앙생활사는 건강한 생활, 행복한 삶을 일군다는 신념 아래 설립된 건강 · 실용서 전문 출판사로서 치열한 생존경쟁에 심신이 지친 현대인에게 건강과 생활의 지혜를 주는 책을 발간하고 있습니다.

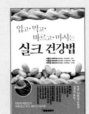

입고 먹고 바르고 마시는 실크 건강법

초판 1쇄 발행 | 2003년 3월 15일
초판 2쇄 발행 | 2009년 11월 13일

지은이 | 이용우 · 이광길 · 여주홍
펴낸이 | 최점옥(Jeomog Choi)
펴낸곳 | 중앙생활사(Joongang Life Publishing Co.)

대   표 | 김용주
편   집 | 한옥수 · 최진호
디자인 | 신경선
마케팅 | 김치성
관   리 | 이세희
인터넷 | 김회승

출력 | 국제피알 종이 | 서울지류유통 인쇄 · 제본 | 태성문화사

잘못된 책은 바꾸어 드립니다.
가격은 표지 뒷면에 있습니다.

ISBN 89-89634-44-X(03510)

등록 | 1999년 1월 16일 제2-2730호
주소 | ㉾ 100-789 서울시 중구 왕십리길 160(신당5동 171) 도로교통공단 신관 4층
전화 | (02)2253-4463(代) 팩스 | (02)2253-7988
홈페이지 | www.japub.co.kr 이메일 | japub@naver.com | japub21@empal.com
♣ 중앙생활사는 중앙경제평론사 · 중앙에듀북스와 자매회사입니다.

▶홈페이지에서 구입하시면 많은 혜택이 있습니다.

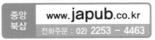

중앙 북샵 www.**japub**.co.kr
전화주문 : 02) 2253 - 4463

※ 이 도서의 국립중앙도서관 출판시도서목록(CIP)은 e-CIP 홈페이지(www.nl.go.kr/cip.php)에서
    이용하실 수 있습니다.(CIP제어번호: CIP2003000184)

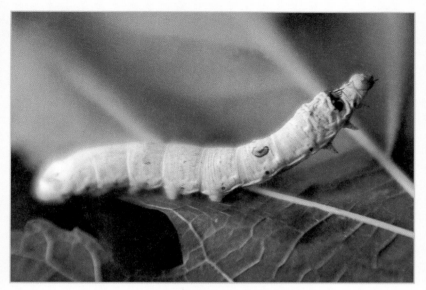

▲ 익은 누에가 되기 직전의 5령 큰누에

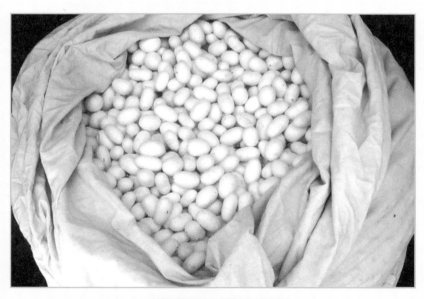

▲ 천연 단백질 덩어리인 생고치

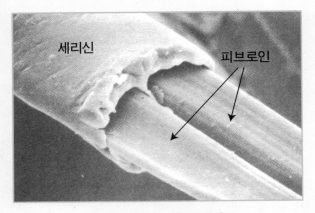

▲ 누에고치실 1 가닥의 단면도

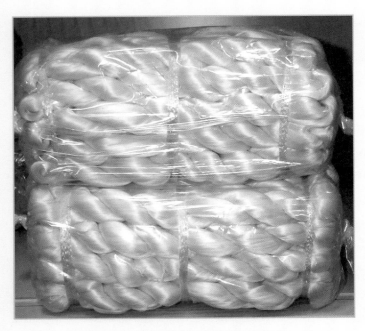

▲ 고급 의류 소재인 섬유의 여왕 실크(포장된 생실)

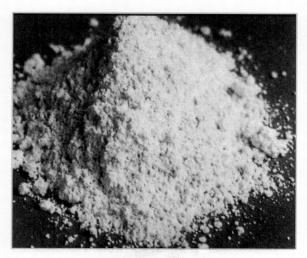

▲ 기능성 실크 펩타이드 분말

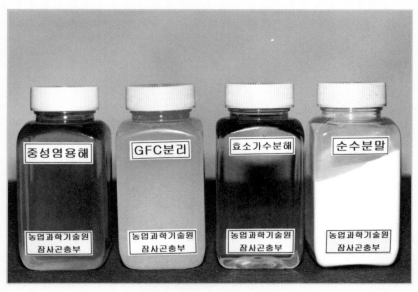

중성염용해　　GFC분리　　효소가수분해　　순수분말

농업과학기술원
잠사곤충부

농업과학기술원
잠사곤충부

농업과학기술원
잠사곤충부

농업과학기술원
잠사곤충부

▲ 기능성 Bio 실크 분말 제조 과정

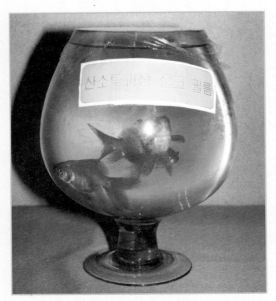

▲ 밀폐하여도 금붕어가 살 수 있는 산소투과성 실크 막

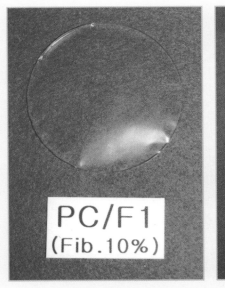

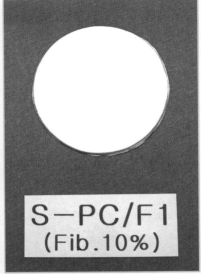

▲ 창상피복용 실크 복합체 막(좌: 투명 필름형, 우: 스폰지 시트형)

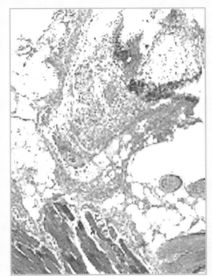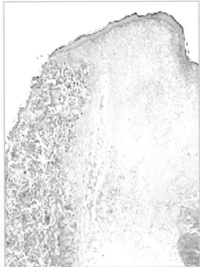

▲ 실크 피브로인 막을 이용한 동물 창상피복 효과
(동물 피부 조직 단면, 좌: 대조, 우: 12일 후)

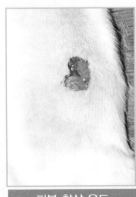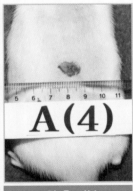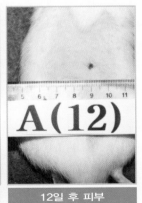

피부 창상 유도	4일 후 피부	12일 후 피부

▲ 실크 피브로인 스폰지 복합체 막에 의한 창상피복 효과
(동물 피부 외형 사진, Rat를 이용한 결과임)

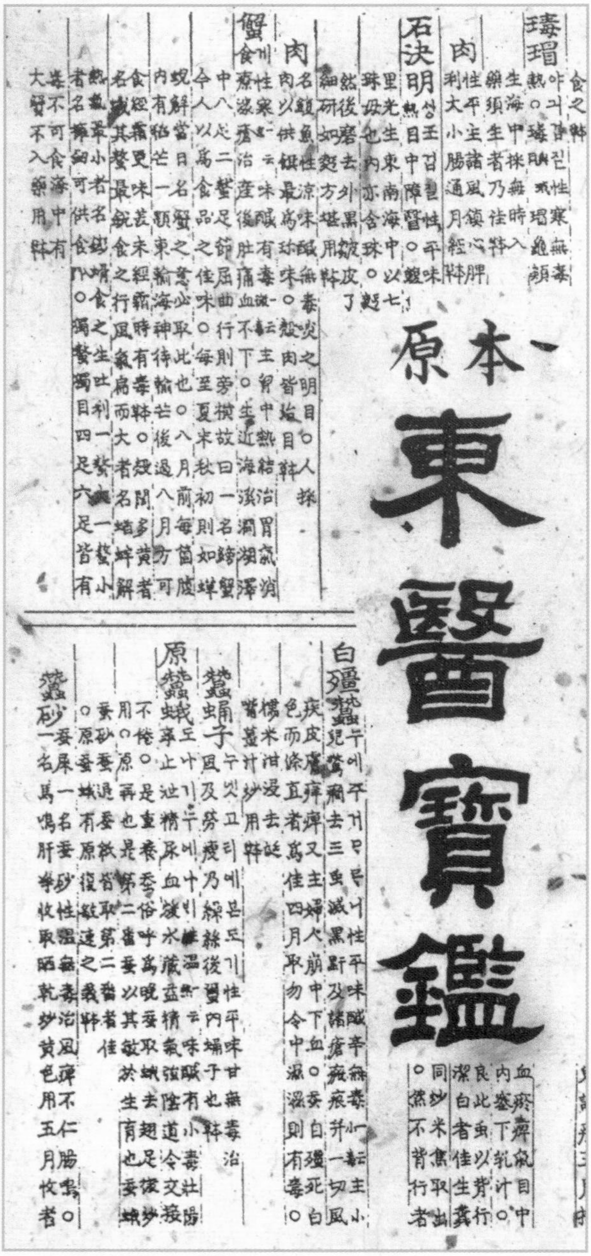

原本 東醫寶鑑

▲ 누에와 실크의 효능이 기록된 문헌(원본 동의보감)

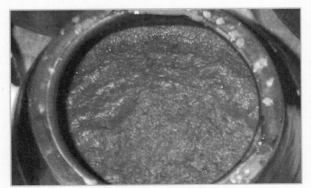

▲ 실크 된장

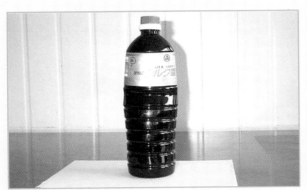

▲ 실크 간장(일본 제품)

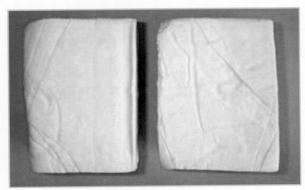

▲ 실크 두부

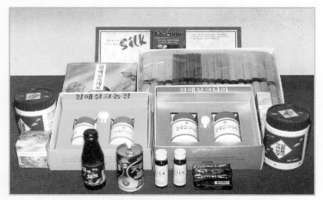

▲ 다양한 실크 제품들(분말, 드링크, 껌, 국수 등)

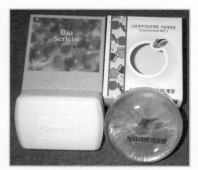

▲ 고급 미용 실크 비누
(농촌진흥청 및 농업과학기술원 홍보 물품으로 활용되고 있음)

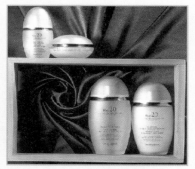

▲ 최근 개발된 기능성 실크 화장품(제품명:Re 20)

머리말

실크는 그 옛날 실크 로드 시대 이래 오랫동안 '섬유의 여왕'으로 군림해 왔지만, 현대에 이르러서는 '소재 개발의 여왕'으로 그 어구(語句)를 바꿔야 할 것 같습니다.

5,000년 이상 우수한 옷감 소재로 인류의 사랑을 받아 왔던 실크는 과학기술의 발달과 더불어 '발상의 전환'이라는 시대적 요구를 받아들여 화장품, 건강식품, 의용재료 등 새로운 효과와 기능을 가진 첨단 소재로 그 용도가 확대되고 있습니다.

실크는 예부터 수술용 봉합사로 사용될 정도로 특별한 정제과정 없이도 인체에 대한 거부반응을 거의 나타내지 않으며 분말, 막, 필름 및 젤 등의 다양한 형태로 성형화 할 수 있다는 장점을 가지고 있습니다. 이와 관련하여 최근 실크의 연구는 기능성 화장품, 고급 미용비누, 염모제, 창상피복제, 나노(NT)소재화, 산소투과성 막, 콘텍트렌즈, 바이오센서, 수술용 색전물질, 인공뼈 및 인대, 인공혈관, 약물방출제제 등 첨단 소재화 연구를 추진하고 있으며, 일부는 실용화가 되었거나 가까운 장래에 실용화 될 것으로 기대하고 있습니다.

본서에서는 실크가 지니고 있는 특성에서부터 최신의 연구동향 및 소재개발 등을 소개하고 있으며, 향후 기능성 소재로서의 활용에 대한 이해를 돕도록 하였습니다. 이를 통하여 실크에 대한 이해가 좀더 넓어지고, 우리의 삶이 더욱 풍요로워졌으면 하는 바람입니다.

저자 일동

추천의 글

'실크 로드' 영광의 재현을 기대하며

비단, 또는 실크라고 할 때, 대부분의 사람들은 찬란한 과거와 퇴락한 현재의 이미지를 떠올리게 됩니다. 고대 중국의 비단은 지리상의 발견에 나선 유럽을 완전히 매혹시켰으나, 그 명성은 19세기 말이 되자 세계시장에서 내리막길에 들어섰습니다. 그래서인지 오늘날 '실크 로드' 나 '비단장사 왕서방' 에서도 왕년의 찬란했던 흔적은 찾아볼 수가 없습니다.

그러나 산업혁명에 밀려났던 그 실크가 현대 과학기술에 의해 새롭고 첨단적인 존재라는 사실이 밝혀지고 있습니다. 실크가 가진 뛰어난 흡습성과 방습성은 피부 질환에 탁월한 치료 효과가 있었고, 최신 기술로 제조한 실크 분말은 피부에 자외선을 차단하고 습기를 유지시키는 탁월한 미용 효과를 지니고 있었습니다. 나아가 소화 흡수에 뛰어나며, 간 기능 강화, 당뇨 억제 효과가 있어 다가오는 미래에 첨단 식품으로 이용될 수 있는 충분한 가능성을 가지고 있습니다. 이 외에도 실크는 인체에 무해한 Bio-mass 자원이자 첨단 고부가가치 의약 · 의공 소재로서의 개발 가능성이 있음이 확인되었습니다.

실제로 과거 그릇을 만들던 소재가 현대에 반도체 등 첨단 소재로 다시 탄생한 것을 볼 때, 옷감으로 쓰이던 실크도 장래에 의약품, 기능성 식품의 소재로 널리 쓰이게 될 날이 멀지 않았음을 확신합니다.

이 분야의 연구에 우리나라가 적지 않은 기여를 하고 있는 실정에서, 이 책을 쓰신 연구자들이야말로 '타고남은 재를 기름으로 만드는' 데 앞장서고 계신 분들이라고 감히 말씀드리고 싶습니다.

이 책을 통해 보다 많은 사람들이 실크의 새로운 효능을 이해하는 동시에 과학기술의 신세계를 들여다 볼 수 있을 것 같아 기쁘고 감사하게 생각합니다.

김선여(경희대학교 동서의학대학원 교수)

실크 연구, '진흙 속에서 진주를 캔다' 는 마음가짐으로 했으면…

현대 사회는 국가의 장래를 담보로 하는 무한 기술 경쟁의 시대로서 많은 과학 기술인들이 각기 자기분야에서 최선의 노력을 경주하여 기술 개발에 힘쓰고 있는 것으로 압니다. 제가 접한 많은 훌륭한 과학기술인 중에도 남다른 애정과 노력으로 진흙 속에서 진주를 캐는 사람들이 있습니다.

바로 이 책 역시 그런 분들의 소중한 노력과 땀방울이 모여져 만들어 진 것입니다. 특히 책에서 소개되고 있는 잠상 산물의 다양한 효과들은 그 분들의 긴 긴 날들의 연구의 결과입니다.

옷을 만드는 용도 외에는 쓸모가 없을 것 같았던 비단, 그것이 가진 다양한 유용성을 첨단의 과학 기술과 정열로 검증한 내용으로 전문적인 과학, 기술적 내용을 담고 있어서 자칫 어렵고 지루할 수도 있겠으나 다행히 이 책은 일반 독자들이 편안하게 읽을 수 있도록 잘 쓰여 져 있습니다.

　이 책은 수많은 과학 기술인들의 자긍심 고양 및 성취감 함양에 도움이 되리라 보이며, 일반인에 대해서는 잠사에 대한 보다 깊이 있는 이해를 도모 할 수 있으리라 생각됩니다. 앞으로도 더욱 왕성한 연구와 집필 활동으로 이 책에 담긴 내용보다 더 많은 훌륭한 결과들이 창출 될 수 있도록 국가 사회적 관심과 격려가 지속되기를 기대합니다.

김성수(중앙대학교 의과대학 교수)

차례

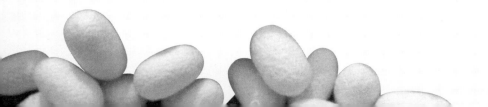

3 실크의 과학적 효능 ·97

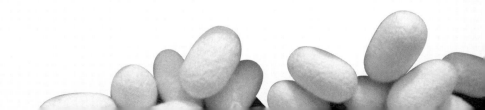

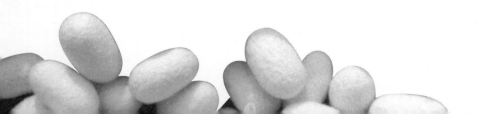

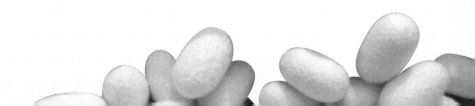

1

동서양의 연결고리 '실크 로드'

흐르는 듯 부드러운 감촉과 우아한 광택을 지니고 있는 실크는 섬유의 여왕으로 오랫동안 많은 이들의 사랑을 받아오고 있다. 유사 이래 가장 고급스럽고 아름다운 섬유로 여왕의 자리를 당당히 지키고 있는 것이다.

실크가 그 아름다운 첫 모습을 드러내게 된 것은 기원전 약 2천6백40년경으로, 중국의 황제비(皇帝妃) '시링치(西陵)'에 의해서라고 전해진다.

황제비는 어느 날 한가로이 궁원을 거닐다가 무성한 나무들 사이에서 진기한 광경을 목격하게 된다. 마치 나방의 유충과 같이 이상하게 생긴 자그마한 벌레가 반짝이는 가는 실을 입에서 토해내며 제 몸을 감싸고 있는 것이 아닌가.

패셔너블한 중국 황비의 호기심으로 태어나다.

황제비가 들여다보고 있자니, 이 벌레는 어느 틈에 하얀 윤이 흐르는 타원형의 고치를 만들고, 그 안에 자신의 몸을 감쪽같이 숨기고 말았다. 이를 신기하게 여긴 황비는 그 반짝이는 하얀 고치를 손바닥 위에 올려놓고 요리조리 들여다보며 재미있게 관찰을 했다.

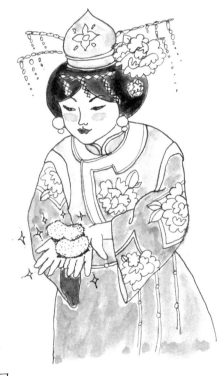

그러다 그만 실수로 고치를 뜨거운 찻잔에 빠뜨리고 말았다. 그런데 바로 이 실수 덕분에 인류의 위대한 섬유 실크가 탄생했다. 뜨거운 찻물 속에서 고치를 꺼내려 하자, 그 하얀 고치가 실타래 풀어지듯 풀어지는 것이었다. 더욱이 그 실은 황제비가 지금까지 보아 온 어느 섬유보다도 가늘고 아름답

게 반짝이고 있었다.

황제비는 이 가는 실오라기에 완전히 매료되고 말았다. 이 아름다운 실오라기로 천을 짤 수 있다면 얼마나 멋질까 하는 생각에 가슴까지 설레기 시작했다.

아름다운 옷에 유달리 관심이 많았던 황제비는 나인들과 더불어 궁전에서 누에를 기르기 시작했다. 궁전 안에 누에를 기를 수 있는 잠실이 설치되었고, 황제비의 열성에 따라 나인들도 이 일에 최선을 다해 매달렸다.

이렇게 해서 아름다운 섬유, 실크가 이 세상에 첫 선을 보이게 되었고, 황실의 사람들은 저마다 실크를 의복으로 걸치게 되었다. 그 부드러운 촉감과 영롱한 광택은 비할 데 없이 아름다웠다.

이후 실크는 점차 궁 밖으로 퍼지게 되었고, 일반 서민들도 누에치기와 실 자아내는 법을 터득하기 시작했다. 그러나 이 신비로운 실을 매우 귀하게 여긴 중국에서는 양잠, 제사, 견직 기술을 국가에서 엄격히 관리하여, 그 비밀이 다른 나라로 새나가는 것을 통제하였다. 실제로 그들의 잠사기술은 작은 정보라도 누설하는 자는 사형에 처하도록 하는 법률을 통해 무려 2천 년 간이나 비밀로 지켜졌다.

알렉산더 대왕이 가장 아끼고 사랑한 전리품

마케도니아의 알렉산더 대왕이 아시아로 세력을 뻗기 위해 동방정벌을 시작한 것이 기원전 3백30년경의 일이다. 그는 강력한 힘과 넘치는 패기로 가는 곳마다 승리를 거두었고, 엄청난 전리품을 갖고 귀로에 오르곤 했다. 놀라운 사실은 그런 그가 가장 아끼고 사랑했던 것이 바로 중국 실크였다는 것이다.

그 숱한 보배 가운데서도 대왕은 유독 실크의 아름다운 광택과 부드러운 촉감, 깃털 같은 가벼움에 매료되어 버린 것이다.

당시만 해도 투박한 리넨을 최상의 옷감으로 여기고 있었으니, 광택과 촉감에서 월등히 나은 실크는 당연히 진귀한 물건으로 비쳤을 것이다.

대왕은 마케도니아로 돌아온 후, 이 진귀한 전리품을 주변 국가의 왕과 귀족들에게도 조금씩 나누어줌으로써 실크의 진가를 서역에 널리 알렸다.

이리하여 훌륭하고 아름다운 실크란 섬유를 알게 된 서역인들은 저마다 실크를 구하기 위해 앞 다투어 중국으로 갔다. 드디어 중국 비단이 아시아 대륙을 가로질러 서양으로 퍼지게 된 것이다. 이때 실크를 사기 위해 중국으로 가던 중개상, 캐러밴들이 지나다닌 길이 바로 고대의 실크 로드이다.

실크 로드야말로 실크를 페르시아와 지중해 연안으로 퍼지게 하면서 동서무역을 잇는 중요한 통로였던 셈이다.

동서 무역을 잇는 통로, 비단의 길

19세기 독일의 지리학자 페르디난드 본 리조펜에 의해 이름이 붙여진 '비단의 길'은 기원전 139~129년경에 개통되었다. 그랬던 것이 이후 중국 원나라의 국세가 신장되면서 동서를 연결하는 동서무역 및 문화교류의 중요한 통상로라는 큰 역할을

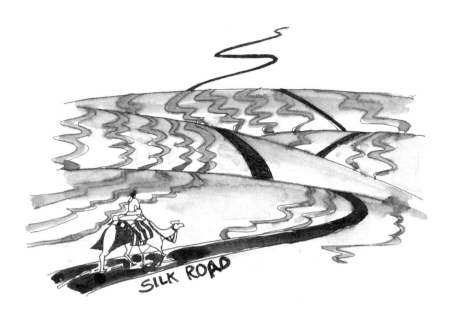

하게 된 것이다.

이 길을 통해 동서양의 비단상인들이 비단을 갖고 동양과 서양을 오갔으며, 교역 물품의 영역도 비단에서 서로 다른 문물까지 점차 넓혀 갔다.

유럽과 중국과의 연결도 엄밀히 말하면 중동지방과 고비 사막을 통과하는 약대상(캐러밴)들에 의해 이루어진 것이다. 이들은 유럽과 중국 사이를 가로지르는 대초원 스텝과 광막한 사막, 험준한 길들을 골라 다녔는데, 그 이유는 실크의 희귀성을 보존하기 위해서였다.

이 실크 로드는 중국의 황화 유역에 있던 당시의 수도 '장안'의 서쪽에서부터 출발하여 거대한 사막과 험준한 산악지방을 통과하며 '둔황'과 '엥랑'에 이르러 세 갈래로 갈라진다.

즉 텐산 산맥의 북쪽과 남쪽길로서, 이들은 각각 야르칸드, 카쉬가르, 사마르칸드에 이르게 된다. 여기서 다시 부카라, 바그다드, 팔미라, 다마스커스를 경유하여 지중해에 있는 사이든 항로로 이어지는데, 여기까지 다다른 캐러밴들은 바다를 통해 그리스와 로마로 가게 된다.

이들은 몇 달의 기간 동안 서쪽으로 서쪽으로 끝도 없는 사막과 황야를 지나고, 엄청난 운임을 들여가며 험악한 산길을 넘는 등 장장 6천 마일에 달하는 실크 로드를 오고 갔다.

이러한 실크 로드는 5, 6세기경까지 동양과 서양의 통상과 문화교류의 교량역할을 하면서 매우 분주한 길이었다. 그런 의미에서 지금부터 실크 로드에 대해 좀 더 자세히 알아보기로 한다.

동서의 문명을 연결해 준 가장 긴 교역로

중국과 유럽을 잇는 육로, 그곳을 통해 실크가 중국에서 유럽으로 운반되었다하여 실크 로드라 불리웠던 길고도 머나먼 길, 이 길은 장안을 떠나 란저우(蘭州)를 거쳐 둔황(敦煌)에 이르고, 위먼관(玉門關)을 지나면 눈앞에 타림분지가 전개된다. 이 타림분지는 북쪽의 텐산산맥, 남쪽의 쿤룬산맥, 서쪽의 파미르고원으로 둘러싸인 지역으로 대부분이 사막으로 되어 있다. 이 사막을 피해 돌아가면 길은 다시 두 갈래, 즉 텐산 남로의 북도와 남도로 갈라지고, 이 길은 마침내 카쉬가르나 야르칸드에서 만나게 된다.

그리고 앞으로는 파미르고원이 기다리고 있다. 고원을 넘어서면 서쪽에 사마르칸드, 부하라, 발흐 등이 있고, 더욱 서쪽으로 나아가면 메소포타미아에 도달하게 된다. 또 서남쪽으로 가면 페르시아만에, 동남쪽으로 가면 인더스강의 상류에 도달하게 된다. 이 톈산남로는 좁은 뜻의 실크 로드로, 7세기 초 당나라의 현장 삼장이 이 길 북도와 남도를 따라 인도를 오갔는데, 손오공이 등장하는 서유기는 현장의 이 여행을 소설화한 것이다. 또한 13세기 말엽에는 이탈리아 베니스의 상인 마르코 폴로가 남도를 따라 동쪽으로 가서, 그 유명한 동방견문록을 완성했다.

그리고 이 톈산 남로보다 북쪽으로 길이 또 있는데 이것이 톈산북로라 불리는 길이다. 이 길은 톈산 산맥의 북쪽을 지나 둔황에서 사마르칸드에 이르며, 파미르 고원을 우회한다. 두 길보다 더욱 북쪽으로 동서를 달리는 비단길도 있는데, 이른바 스텝루트라 하여 발하슈호나 아랄해의 북쪽을 지나 흑해로 이어지는 아조프해에 도달한다. 실크 로드 중에 가장 오래된 것으로서, 칭기즈칸이 지났던 길로도 유명하다.

이 밖에 또 하나의 비단길이 있다. 동아시아에서 동남아시아, 인도양, 페르시아만을 거쳐 동해로 나오는 비단길로, 후에 새롭게 열린 실크 로드이다. 15~16세기경 이 해상통로가 발달함에 따라 육로를 통한 비단길은 점점 쇠퇴하게 된다.

두 명의 페르시아 수도승에 의해
새 나간 중국 양잠의 비밀

비단길을 통한 동서의 교류가 가장 활발했던 때는 당나라, 수나라 시대이지만, 특히 당대였다. 중국의 실크가 서양인들의 마음을 사로잡아 서쪽으로 서쪽으로 퍼져나가면서, 서양의 문물도 중국으로 대량 흘러 들어왔다.

당대의 이백이나 백락천의 시에도 자주 등장하는 호음(胡音), 호악(胡樂), 호선무(胡旋舞)는 모두 이란 또는 이란계의 음악, 무용 등을 말한다. 비단길을 통해 들어온 이란 및 그 주변국가들의 문화인 것이다. 그 밖에 이란의 국기인 폴로경기나 칼을 삼키고 줄을 타며 입안에서 불꽃을 토하는 마술도 비단길을 통해 중국에 들어왔다. 그런가 하면 그때까지 바닥에 앉아 일을 보던 중국에 의자가 들어왔고, 사산왕조 페르시아 시대의 이란 은그릇과 색채의 명암에 의해 물건의 두께나 내부길이를 그리는 화법도 시리아, 메소포타미아, 이란을 거쳐 중국에 도입되었다.

다양한 종교도 중국으로 흘러들었다. 중국에서 경교라 불린 네스토리우스파 기독교, 이란의 국교인 조로아스터교, 조로아스터교와 기독교, 불교가 혼합된 마니교들이 그것들이다.

한편 중국에서 실크 로드를 따라 유럽으로 건너간 것은 비단과 양잠, 제지기술 등이다. 그때까지 엄격히 국가의 통제를 받던 중국 실크의 제조법이 서구에 새어나가게 된 것은 두 명의 페르시아 수도승에 의해서였다. 비잔틴 왕국의 주스티안 1세는 5백 50년경, 두 페르시아 수도승을 중국에 파견했다. 이들은 중국에 가서 종교를 전파, 선교사업을 벌이면서 은밀히 실크 제조법을 익혔다. 그리고 콘스탄티노플에 돌아올 때 대나무 지팡이 안에 누에알을 잔뜩 숨겨 가지고 나왔다.

이로써 2천 년 간 비밀이 유지되어온 중국의 실크 제조기술은 더 이상 비밀을 유지하지 못하게 되었고, 콘스탄티노플은 5, 6세기 양잠 및 견직물의 중심지가 되었다. 이어 이탈리아에서는 12세기경, 프랑스에서는 14세기경, 영국에서는 17세기경에 전성기를 맞아 실크를 이용한 다양하고 화려한 옷감들을 짜내기에 이르렀다. 특히 영국과 프랑스에서는 종래의 수공업적인 생산방식에만 의존하던 실크 제조법에 기계를 도입, 견직물 공업의 근대화에 기여했다.

그러나 이전까지 활발히 동서 문화를 연결시켜주던 실크 로드는 15, 16세기경 해상통로가 개발됨에 따라 쇠퇴하기 시작했고, 흥망성쇠를 거듭하던 부근의 왕국, 도시들과 함께 점차 모래 속에 묻히게 되었다. 실크 로드가 있던 지점은 이제 2천년 전 역사 속에 존재했던 나라들로서, 탐험가들에 의해 쓸쓸하고 환상적인 추억만을 더듬어 볼 수 있게 되었다.

3천 5백년 전부터 시작된 우리나라 양잠

우리나라 양잠에 관한 가장 오래된 기록은 사마천이 쓴 사기,
한서 권 28하에 나타나 있다. 기자가 조선에 건너와 양잠과 비단
짜는 기술을 가르쳤다고 되어 있는데, 이 기록으로 보아 우리나
라의 양잠 기원은 3천여 년 전이라고 하는 것이 통설로 되어 있
다. 그러나 양잠의 발상지인 중국으로부터 그 기술이 가장 먼저
전파된 곳이 우리나라라는 점과 중국의 양잠 기원이 약 5천년
전이란 점을 감안할 때 통설인 3천년보다 훨씬 오랜 역사를 가
졌으리라 추측된다.

여기서 우리나라 잠사업을 발달 단계별로 나누어 보기로 한다.

시원기라 할 수 있는 삼한시대 양잠에 관한 기록은 삼국지, 동
이전, 동국보감 등에서 보이는데, 이로써 농민들 간에도 양잠이
상당히 널리 행해지고 있었다는 사실을 알 수 있다. 그러나 양잠
을 하고 비단을 짜서 입고 거래를 하긴 했으나 양적으로나 질적
으로 아주 유치한 수준이었고, 어디까지나 민간에서 자연발생적
으로 한 것으로 국가의 시책 같은 것은 없었다.

삼국의 개국시조인 박혁거세, 온조왕, 평원왕 등이 모두 잠상을 권장한 것을 비롯, 고려 8대 현종왕도 매년 호당 상묘를 밭머리에 15~20본씩 심으라고 각도에 명을 내렸는데, 국가적인 시책으로는 이것이 최초라 추측된다.

이 시대에는 이렇듯 왕조의 권장으로 비단을 짜기는 하였으나, 짜여진 비단이 상류층의 전유물 아니면 상납이나 중국에 조공을 바치는 데 주로 쓰였고, 일반 서민들은 입지 못하게 하는 정책이 있었다. 특기할 사항은 백제시대에 우리나라 잠업기술과 자원이 일본으로 건너가 일본의 잠업기원을 이루었다는 점이다.

조선조에서는 태조가 종상지법을 제정, 양잠을 권장한 것을 비롯, 태종 11년에는 왕비친잠의 행사를 명하기도 하였다. 7대 세조도 호구별 식상량과 뽕나무를 마구 베었을 때 처벌하도록 하는 법을 각 지방장관에게 시달하는 양잠 조권을 제정하고, 왕 4년에 〈잠서주해〉를 편찬케 하는 등, 여러 왕조에서 잠상을 권장한 기록들은 많으나, 그때까지만 해도 생산량의 통계나 잠업 전담기구 같은 것은 없었다.

1917년, 우리나라 최초의 잠업 전담기구인 잠업시험장이 창설되면서, 일제에 의한 본격적인 잠사업 개발이 시작된다. 일본이 우리나라에서 제일 먼저 착수한 산업 식민지 정책, 이른바 4대 증식정책의 대상이 쌀, 면화, 잠견, 축우였던 만큼 일제는 30

여 년 동안 온갖 수단과 방법을 동원해 잠견 생산량을 2만 톤 이상으로 올려놓았고 잠사업은 현대화의 중흥기를 맞게 되었다.

해방 이후 사회적인 혼란기를 거치면서 한국 잠사업의 규모는 광복 전의 3분의1 수준으로 위축되었으나, 1962년부터 획기적으로 추진된 경제개발 계획으로 다시 도약기를 맞이하게 되었다. 그리하여 지난 70년대 중반에는 전 세계 누에고치 생산량의 10%를 차지하는 세계 5위의 잠사국이 되는 등, 다시 농가의 주요 소득원으로 기여하기도 했다.

그러나 그 후 세계적인 유류 파동으로 인한 국제경기의 침체, 농촌노동력 부족 등 대내외적 여건의 악화로 고치 생산은 매년 감소했고, 80년대에 들어서면서부터 76년도 전성기 물량의 십분의 일 수준으로도 못 미치게 되었다. 이와 같이 매년 줄어드는 누에고치의 양은 매우 심각한 수준으로, 90년에는 수요량의 80%이상을, 최근에는 전량을 수입에 의존하고 있는 실정이다.

우리 고유의 전통적인 양잠기술

여기서 우리나라 전통 양잠 기술의 발달상에 대해 살펴보기로 한다.

... 실켜기

누에고치가 장섬유 상태로 이용된 것은 누에 발견 후 오랜 세월이 지난 다음의 일이며, 그 기술이 문서화된 것은 또 훨씬 후의 일이었다. 우리나라 고서에서조차 양잠이나 실켜기에 대한 기록은 매우 찾아보기 힘든데, 그나마 어느 정도 기재된 것이 〈양잠경(1415년)〉과 〈잠상집요(1886년)〉이다.

〈잠상집요〉에서는 실켜기 과정을 12단계로 기록하고 있는데, 제사(실켜기) 용수(用水)의 중요성을 강조하고 있는 점이 특이하다. 그에 따르면 제사 때 쓰이는 물은 신선한 물보다 15일 정도 묵힌 물이 좋다고 한다. 그리고 실켜는 방법에는 열분(熱盆)과 냉분(冷盆)이 있다고 했으며, 신선한 물을 쓸 때에는 어패류

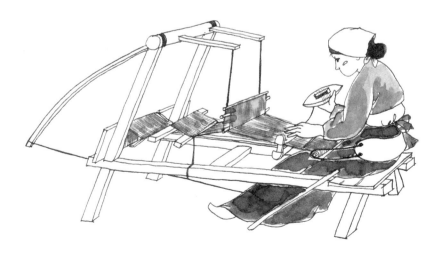

입고 먹고 바르고 마시는 실크 건강법

를 담가서 썼다고 한다. 또 실켜는 중에 고치의 부침 정도로 고치가 삶아진 정도를 감지한다고 하는 등 상당히 과학적인 면도 엿보인다. 다음 단계로는 간단한 연모를 수직으로 세워놓고 날실들을 팽팽히 걸어놓은 다음, 대바늘에 낀 씨실로 엮어 가는 방법이다. 여기서 쓰이는 연모는 농촌에서 가마니를 짤 때 쓰던 가마틀과 비슷한 것이다.

... 비단의 염색과 수

우리나라는 백의민족이라는 말에서 연상할 수 있듯이 옷감에 물을 들이는 일이 그리 널리 행해지지 않았다. 단지 장식용 물품에 천연염료 염색을 해왔을 뿐이다. 이때 쓰인 염료를 자세히 살펴보면 쑥, 자초, 검은재나무, 갈매나무씨, 호화나무꽃, 이시꽃, 꼭두서니, 참나무, 자작나무 껍질 등이다.

그렇다 보니 자연히 염색 직기가 발달하지 못했고, 옷감에 무늬가 있는 물을 들이려면 물이 들어서는 안 될 곳을 경사(經絲)나 위사(緯絲)별로 묶어서 염료가 스며들지 않도록 했다.

... 비단 짜기

옛날에는 길쌈이 손으로만 행해졌다. 즉 날실을 적당한 길이로 늘어놓은 다음 얇은 대나무 바늘에 낀 씨실로 엮어가면서 간

간이 엮어진 씨실을 날실 사이에서 대바늘로 누르면서 갔을 것이다. 이는 아직도 농촌 일부에 남아 있는 멍석 짜는 모습을 보면 알 수 있다.

이처럼 오랜 세월 축적된 기술과 역사로 실크 생산 선진국이 된 우리나라가 잠업 인구가 줄어들면서 생사의 공급부족 현상을 겪고 있다는 건 무척 아쉬운 일이다.

국내에서 생산되는 고치 및 생사의 양은 국내의 수요량에도 미치지 못할 만큼 적어서 90년대 후반에는 고치와 생사 수요량의 80퍼센트 이상을, 최근에는 전량을 수입하는 실정에 이르렀다. 이와 같은 실정은 우리나라를 원료 수입 및 가공 수출국으로 전환시켰으며 양잠업은 기능성생물 소재산업으로 탈바꿈하였다. 가공 수출만을 하는 실크업계 역시 부가가치가 높은 품목과 다양한 소재 개발에 박차를 가하고 있다.

바야흐로 민족 고유산업으로 이어져 내려온 한국의 잠사업이 앞으로도 계속 발전, 성장될 수 있도록 각계의 꾸준한 노력이 절실히 필요한 때라 하겠다.

2

누에에서 실크가 탄생되기까지

실크의 새로운 발견

실크는 그 부드러운 촉감과 광택 및 착용감에 따른 수려한 외관으로 수천 년 동안 '꿈의 섬유' '섬유의 여왕' 이라는 최고의 평가를 받아 왔고, 전 세계 실크 생산도 계속 증가되어 왔다.

왜 실크는 소비자의 욕구가 다양해진 현재까지도 그렇게 인기가 있을까? 아마도 그것은 그들이 실크를 입고 있다는 만족감 외에 어떤 일체감과 생리적인 평안함을 느꼈기 때문일 것이다. 이 점을 다른 견지에서 본다면, 실크가 생체에 적합한 바이오 플라스틱으로서 용도를 갖고 있음을 알 수 있다. 실제로 최근 발표된 논문들에서 실크섬유가 세포성장과 새우를 비롯한 어패류의 신선도 유지, 체내 알콜 대사 촉진 등 비섬유적인 기능을 갖고 있는 것으로 보고 되고 있다. 이처럼 실크 고유의 기능은 세간에 알려진 것보다 훨씬 광대할 수 있으며, 연구가 아직 초반기인 만큼 향후 연구 경과에 따라 계속 새로운 기능이 밝혀질 것이다.

그림 1은 고치가 어떻게 누에번데기를 보호하는가를 보여주고 있다. 어떤 누에는 이러한 상태에서 동면하며 고치층은 동면 기간에 우리의 의복과는 달리 세탁할 수 없다. 그렇다면 고치층 (누에고치와 그들을 만들고 있는 실크)은 이 기간 동안 햇빛, 바람, 비, 연기, 세균 등으로부터 어떻게 그 속의 번데기를 보호할까? 이런 식으로 유추해가면 실크에 우리가 알지 못하는 많은 기능이 있음을 짐작할 수 있다.

위에서 지적한 바를 한마디로 개념화하면 생체적합성이라 할 수 있다. 실제로 실크는 오랫동안 수술용 봉합사로 사용되어 왔

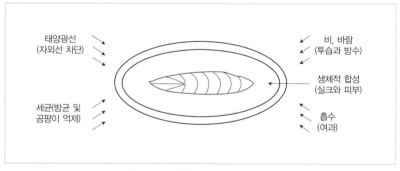

[그림 1] 고치층의 번데기 보호 기능

으며 현재까지도 이용되고 있는데, 이러한 사실들은 실크가 생체에 적합하다는 것을 단적으로 보여준다.

누에의 유래와 종류

누에의 어원은 「누워 있는 벌레」란 말이 변한 것 같다. 그런가 하면 누에는 천충(天虫) 즉 「하늘의 벌레」라고도 불리는데, 이 때문인지 누에의 한자말 잠(蚕)은 하늘 천(天) 아래 벌레 충(虫)을 쓴다.

원래 누에는 야생 뽕나무 잎을 먹는 해충이었다. 그러나 누에의 비단실을 이용하기 위해 사육되는 과정에서 고유의 야성을 잃고 인류사회에 크게 이바지하는 자원 곤충이 됐다.

인간이 누에를 길러 비단을 뽑아 사용하기 시작한 것은 앞에서 언급한 대로 기원전 3,000년 중국으로 알려져 있다. 당시엔 비밀리에 만들어져 왕족이나 귀족 등 극히 일부 층만 사용할 수 있었다. 그러다가 2세기쯤 로마에 전해지는데, 가벼우면서도 부드럽고 우아한 이 섬유에 매료된 로마 귀족들은 많은 금은보화를 주면서까지 실크를 구하려 했고 상인들은 무려 1만km 이상의 비단길(silk road) 여행을 반복했다. 당시 중국이 양잠기술의 국외 유출을 막았기 때문에 유럽에서는 누에 키우는 방법을 몰

랐던 것이다. 그러나 시간이 지나면서 누에알이 몰래 페르시아, 프랑스, 스페인, 로마 등지로 전파되었고 양잠관련 산업은 세계 30여 개 국에서 주요 산업의 하나로 발전했다.

실을 토하는 벌레는 종류가 많지만 우리가 비단실의 소재로 이용하고 있는 비단벌레는 실의 양이 많거나 실을 풀어내기 쉬운 인시목에 속하는 것들이다. 그것들은 다시 집누에와 들누에로 크게 나누어진다.

[표 1] 집누에고치와 들누에고치의 특징

	고치색	고치층 두께와 경도	고치의 크기 (폭×길이,cm)	고치실 굵기 (데니어)	고치실 길이 (m)	기 타
가 잠	흰색	두껍고 단단함	2.5×3.5	2.8	1,200~ 1,500	고른 타원형
천 잠	녹색	얇고 단단함	2.3×4.5	5~6	500~600	고치솜은 얇은 종이 모양이고 대부분 고치층에 밀착
작 잠	갈색	얇고 단단함	2.3×4.5	5~6	500~600	〃
타사 잠	갈색 또는 황녹색	두껍고 극히 단단함	2.3×6.5	5~14	400~ 1,200	독특한 고치끈을 가지고 있으며 고치솜은 고치층에 밀착
에리 잠	약한 갈색	두껍고 부드러움	1.5×4.5	5~6	–	여러겹의 고치층으로 되어 있고 구멍이 나 있음
아나 페	진한 다갈색	두껍고 부드러운 외층과 단단한 내층	10×17	3	–	집단으로 고치 지음, 여러겹으로 된 고치층 일부에 구멍이 나 있음

집누에는 실내에서 사육되기 때문에 「가잠(家蠶)」으로 불리면서 수천 년 전부터 사육에 길들여져 왔다. 현재는 생실을 생산하기 위해 50여 개 국에서 양잠(누에를 사육하여 고치를 생산)이 행해지고 있다. 집누에 이외의 비단벌레는 야생의 누에로서, 나무 위에 망을 씌워 천적으로부터 지키거나 알 채취, 사육 시기 조절 같은 약간의 보호를 제외하고는 야외에 방사한 상태에서 자연 그대로 고치를 만들게 하고 그것을 모아 비단실의 원료로 삼는다. 옥외에서 사육하기 때문에 「들누에(野蠶)」라 부르고 그 고치를 「들누에 고치」, 그 실을 「야잠사」라고 한다. 실의 풀림새가 나쁘고 토사능력도 떨어지기 때문에 사육되는 종류가 적지만 집누에실과 함께 옛날부터 실용화되었었고 현재는 주로 중국과 인도에서 이용되고 있다.

■ 천잠

일본이 원산지로서 주로 상수리, 갈참나무, 떡갈나무, 밤나무 등의 잎을 먹고사는데 부화 후 50~60일 정도 되면 녹색의 아름다운 고치를 만든다(그림 2 참조). 천잠은 물을 먹는 습성이 있고 밝거나 시끄러운 곳에서는 교미하지 않는 별난 곤충이다. 그래서 인지 천잠사의 광택은 극히 아름답고 깊이 있고 촉감이 부드러우며 이것으로 만든 직물은 주름이 잘 지지 않는다. '천잠 3대'라

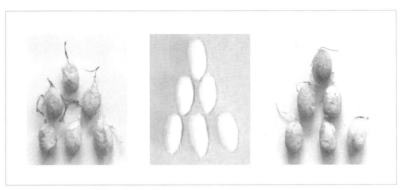

[그림 2] 다양한 형태의 누에고치(좌:천잠, 가운데:에리잠, 우:작잠)

불릴 만큼 질겨서 섬유의 다이아몬드로도 불리는 이것은 희소가
치도 있어 값이 집누에 고치실보다 50~100배 정도 비싸다. 그런
가 하면 염색이 잘 안되는 특징 때문에 다른 섬유와의 교직에서
천잠실의 부분이 희게 보여 독특한 미를 만들어 낼 수 있다.

■ 작잠

중국, 인도 등지에서 많이 생산되며 타사(Taser)로 총칭되고
있다. 집누에 다음으로 많은 비단재료로 이용되고 있으며 그 실
은 작잠사 또는 타사실크(Tussah silk)라 부른다. 통상 야잠사로
거래되고 있으며 천잠과 마찬가지로 상수리, 갈참나무, 밤나무,
떡갈나무류의 잎을 먹고 담갈색 내지 다갈색 고치를 짓는다.

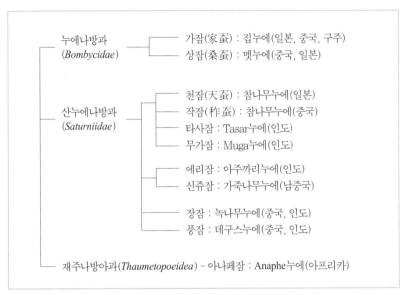

[그림 3] 주요 견사충의 분류

■ 무가잠

서식하고 있는 지역은 인도의 아삼 지방뿐이며 황색, 황갈색 고치를 만든다. 수방사, 즉 손으로 실을 켤 때나 실크 방적원료로 이용된다.

■ 에리잠

인도 '아삼'이 원산지이며 아주까리를 잘 먹기 때문에 '아주

까리누에'라고도 한다. 특히 질긴 실크를 만드는 이것은 중국에서 많이 사육되고 있지만, 과거 일본과 미국에서도 사육된 적이 있다. 고치는 흰색, 옅은 황색, 분홍, 적갈색 등 다양하다. 고치 층이 솜 상태로 부드럽게 부풀어 있어 실뽑기가 어렵기 때문에 면, 양모 등과 같이 주로 방적원료로 이용된다.

■ 가죽나무누에

일본, 중국에 널리 분포되어 있고 자갈색의 방추형 고치를 짓는다. 고치에서 실을 켜기가 어렵기 때문에 수방사 및 방적원료로 쓰인다.

이외에도 단풍나무 잎을 먹는 풍잠(楓蠶), 은행과 호두나무 잎을 먹는 녹나무누에(樟蠶) 등이 있다. 유충에서 얻어지는 '데구스'를 낚싯줄, 어망, 외과수술용 봉합사, 악기현 등으로 이용한다고 하여 '데구스 잠'이라고도 불리는 풍잠은 중국 남부, 인도 등지에 분포한다. 녹나무누에는 일본, 대만, 북한 등에 많고 지역에 따라서는 밤나무누에로도 불린다.

누에의 일생과 고치실의 생성

누에는 알, 애벌레, 번데기, 나방이의 단계를 모두 거치는 완전
탈바꿈 곤충으로 알로서 겨울을 난다. 그리고 봄이 되어 뽕잎이 피
어나기 시작하면, 이 알에서 하나 둘 애벌레가 태어난다(그림 4).

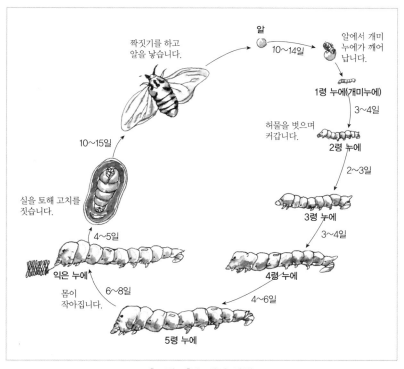

[그림 4] 누에의 일생

갓 태어난 누에의 애벌레는 털이 많고 색이 검은데, 그 모습이 마치 개미 같다고 하여 털보 개미누에라고 부른다. 이 개미누에의 몸무게는 약 0.5mg 정도. 이 개미누에가 4일 정도 밤낮없이 뽕잎을 먹고 나면 허물벗기, 즉 나이를 먹게 된다. 보통 제일 큰 누에가 5령 누에로(갓 태어난 개미누에가 1령) 4번의 허물을 벗고 고치를 짓는데, 이때의 몸무게는 약 5~6g 정도로 갓 태어난 개미누에의 만 배 정도로 불어난다. 누에의 허물벗기는 누에 성장에 꼭 필요한 과정이다. 즉 누에의 피부는 어느 정도 커지면 더 이상 늘어나지 않기 때문에 크고 새로운 피부를 만들어 갈아입어야만 한다. 마지막 허물을 벗은 지 약 1주일 정도 지난 누에의 몸속은 온통 비단실로 가득 찬다. 그러면 누에는 더 이상 뽕을 먹지 않고 집 지을 곳을 찾는다.

누에는 실샘에서 토사관을 거쳐 '8자' 또는 'S자' 모양의 실을 토하며 고치를 만드는데, 이때 한 마리의 누에가 토해내는 실의 길이는 1,500~1,700m 정도이다. 고치 짓기를 시작해서 이틀쯤 지나면 고치가 거의 완성된다. 이때쯤 고치를 조심스럽게 잘라보면 누에의 몸이 많이 줄어들었음을 알 수 있다. 몸의 약 40%를 구성하던 비단실을 거의 토해냈기 때문에 작아진 것이다. 이렇게 작아진 누에는 이제 고치 속에서 번데기로 탈바꿈을 한다.

고치를 짓기 시작한지 약 1주일 정도가 되면 누에는 번데기로 탈바꿈하게 되고, 다시 1주일 정도가 더 지나면 나방이로 탈바꿈한다. 탈바꿈한 나방이는 고치를 뚫고 나오는데, 주로 이른 아침이다. 갓 나온 나방이의 몸은 젖어 있고 날개도 접혀진 상태이지만 잠시 후면 물기가 마르면서 제 모습을 갖춘다.

나방이의 암컷은 몸 안에 많은 알을 갖고 있기 때문에 보통 수컷보다 몸집이 크고 뚱뚱한 편이다. 이러한 암컷이 날씬한 수컷을 유혹할 때는 꼬리 끝에 있는 유인샘을 부풀려 성호르몬인 페로몬을 분비하는데 이때 향기를 맡고 온 수컷이 암컷과 짝짓기를 하게 된다. 이렇게 짝짓기가 끝난 암컷은 이제 알을 낳을 준비를 한다. 한 마리의 나방이가 낳는 알은 보통 500~700개 정도이며, 알 낳기가 끝난 암컷은 1주일 후 40여 일의 짧은 삶을 마감한다.

이런 과정을 통해 만들어진 '섬유의 여왕' 실크는 부드러운 촉감, 우아한 광택이라는 극찬을 들으며 오래전부터 한복, 일본의 기모노, 스카프, 넥타이 등을 만드는데 이용돼 왔다. 최근에는 고급 한복지나 니트용 소재로도 쓰인다.

■ 고치에서 생실이 되기까지

농가에서 생산된 누에고치의 경우, 살아 있는 번데기가 나방

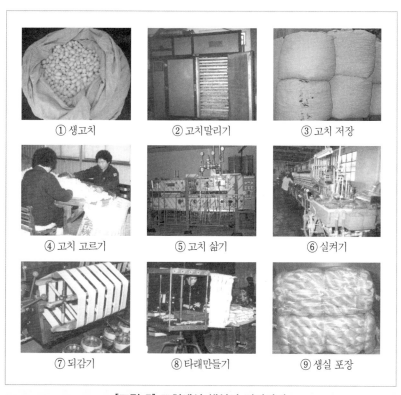

① 생고치	② 고치말리기	③ 고치 저장
④ 고치 고르기	⑤ 고치 삶기	⑥ 실켜기
⑦ 되감기	⑧ 타래만들기	⑨ 생실 포장

[그림 5] 고치에서 생실이 되기까지

이로 되어 고치층을 뚫고 나온 것은 고치실이 절단되어 긴 섬유의 생실 원료가 되지 못하기 때문에 상품가치가 떨어진다. 따라서 농가에서는 번데기가 나방이로 되어 나오기 전에 번데기를 죽인다. 그런 후 품질의 보전과 장기간의 보관에도 견딜 수 있도록 제사공장에서 뜨거운 바람으로 건조시켜 창고에 보관한다.

　고치에서 생실을 만들 때는 먼저 고치실을 아교처럼 고착시키고 있는 세리신(sericine)을 증기와 뜨거운 물 또는 화학약제로 팽윤시켜 고치실이 풀리기 쉽도록 한다. 이것을 고치삶기라고 한다. 그런 다음 풀리기 쉬운 상태가 된 고치실을 몇 가닥씩 합하여 얼레에 감아 생실을 만든다. 고치실 한 가닥은 약 3데니어(denier)로 21데니어는 고치실 7가닥, 30데니어이면 고치 10립의 실을 합하여 뽑으면 된다. 일반적으로 생실의 굵기는 21중, 28중, 48중으로 표시하는데 이때 '중'이란 실 한 가닥의 굵기를 의미한다. 섬유의 굵기는 장섬유의 경우 '데니어', 단섬유의 경우 '번수'로 나타내는데 그 식은 다음과 같다.

$$\text{데니어} = \frac{\text{무게}(g)}{\text{길이}(m)} \times 9,000$$

$$\text{면 번수} = \frac{\text{길이}(m)}{\text{무게}(g)} \times 0.591$$

　누에고치에서 생실을 만드는 공정을 그림 5에 나타냈다. 이 과정에서 목적 생산물인 생실 이외에도 불량고치, 실찌기 등 생실로 되지 못한 실크 물질이 생산된다. 이것을 부잠사라고 부르며 실크의 방적 원료와 풀솜의 원료가 된다. 이와 같이 통상 비단실이라 불리어도 종류에는 여러 가지가 있다.

■ 고치실의 생성

알에서 깨어난 누에는 한 달도 안 되어 깨어날 때보다 10,000배 정도 성장하고 전신이 황금색으로 변하는 등 이른바 익은누에가 된다. 누에의 몸속에는 실크 실샘이라 부르는 기관이 있는데, 1,000개 내외의 세포로 이루어져 있으며 뽕잎의 단백질, 아미노산, 당 등으로부터 합성된 액상실크가 가득 차 있다. 실샘

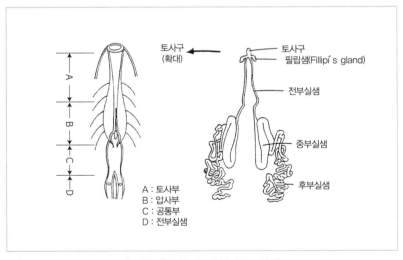

[그림 6] 익은 누에의 실크 실샘

이 실크섬유의 창고인 셈이다. 일례로 숙잠은 섶에 올라가 이틀 주야에 걸쳐 1,300~1,500m 정도의 견사를 토사하여 고치를 만든다.

실샘은 크게 세 부분으로 나뉘며, 각각 기능이 다르다(그림 6). 한 쌍의 실샘이 1본으로 합쳐져 토사구로 나오는데, 이 실샘에 가득 찬 젤리(Jelly)와 같은 액상실크가 누에의 토사를 통해 고치실로 바뀌며, 고치로 만들어진다.

면, 마, 양모 등의 천연섬유가 세포 그 자체인 것과는 달리, 실크는 세포에서 만들어진 단백질 용액이 누에에 의해 섬유로 만들어지는 것이다. 고치실이 만들어지는 과정은 화학섬유의 제조공정과 비슷하다. 그러므로 누에는 견섬유의 제조공장이라고도 말할 수 있다.

고치실의 제조과정을 합성섬유와 비교해 보면(그림 7), 우선 화학섬유의 소재 폴리머(polymer)를 합성하는 중합 탱크(Tank)에 해당되는 것이 누에의 후부 실샘이며, 여기서는 20종류의 아미노산을 정해진 순서로 결합하여 가늘고 긴 피브로인(Fibroin) 분자를 만들어, 묽은 농도(약 15%)의 용액으로 분비한다.

중부 실샘은 후부 실샘에서 만들어진 액상 피브로인을 피복하는 세리신(Sericin)을 분비하는 동시에 피브로인을 숙성시키는 기능을 가지고 있다. 여기서 액상견의 농도는 30% 정도로 높

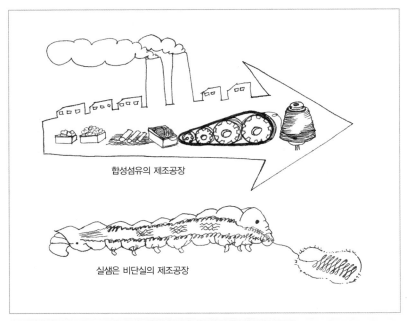

합성섬유의 제조공장

실샘은 비단실의 제조공장

[그림 7] 실크와 합성섬유의 제조공장

아져 분자의 집합성이 좋아지는 동시에 피브로인 분자가 섬유화되기 좋은 형태로 정리된다. 따라서 중부 실샘은 합성섬유쪽으로는 소재 폴리머를 용해, 또는 용융하여 저장하는 방사원액 탱크에 해당된다. 다만 액상 피브로인이 세리신으로 덮여 있는 이상 구조의 형태로 저장되어 있는 것은 고치실에서만 볼 수 있는 특징이다. 전부 실샘은 앞으로 갈수록 조금씩 가늘어지는, 약 4cm의 가는 관이다. 한 쌍의 전부 실샘은 최종 한 가닥으로 합류되어, 공통관부, 합사부, 토사부를 거쳐 토사구로 나아간다. 액상견의 수분은 전부 실샘에서 많이 제거되므로, 피브로인의 긴 분자는 섬유축 방향으로 서서히 늘어서져 간다. 이때 세리신 은 피브로인이 전부 실샘 세포벽과의 마찰로 응고하는 것을 막 아 피브로인의 흐름을 원활히 하는 윤활유 역할을 한다. 공통관 부를 지나 압사부에 이른 고농도의 피브로인은 압사관에서 연신 되어 배열되는 동시에 수소결합으로 분자끼리 서로 당겨 집합, 물이 제거되면서 실크가 만들어진다. 전부 실샘과 공통관부는 화학섬유의 방사구에 해당되며 압사부는 연신 롤러(roller)에 해 당한다.

고치실의 형태와 구성성분

사람마다 얼굴 생김새나 성격이 제각기 다르듯이, 섬유에도 특성이 있어 각각의 섬유는 특징을 갖고 있다. 예컨대 비단실이 누에가 토사하는 섬유라는 것은 누구나 다 알고 있다.

견은 단백질로 이루어져 있는데 일반적으로 단백질 분자는 힘을 가하여 인장하면 연신되어 접속하고 섬유화 되는 아주 특 이한 성질을 갖고 있다. 이 단백질을 피브로인이라고 한다.

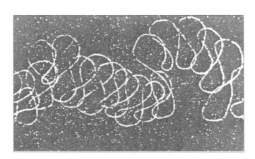

[그림 8] 누에의 토사형태

한 가닥의 고치실은 누에 체내에 있는 좌우 한 쌍의 실샘에서 나오는 2본의 피브로인을 세리신이 피복하고 있는 형태다. 견섬유의 재료가 되는 고치는 세리신의 점착성을 이용하여 고치실을 S자 또는 8자의 형태로 만든 것이다(그림 8).

고치 한 개에서 나오는 섬유는 무게 0.3~0.4g에, 약 1,500m 정도의 가늘고 길게 배열된 장섬유로 만들어져 있다는 것이 특징이다. 요컨대 견 섬유를 말할 때, 잊어버려서는 안 되는 점이 세리신의 존재와 장섬유라는 것이다.

■ 고치실의 표면구조

고치실은 표면에 세리신이 있어 서로 접착하여 있는 것으로 보이지만, 세리신을 제거해 내면 표면이 매끄러운 피브로인이 다시 나타난다.

전자현미경을 사용하면 더욱 미세한 구조를 볼 수 있는데, 4~
5%의 NaOH 용액으로 팽윤시켜, glass rod의 끝으로 가볍게 두
드리면 한 가닥의 피브로인은 아주 가느다란 섬유로 나누어진다.
이 가느다란 섬유를 피브릴(Fibril)이라 하며, 이러한 구조를 피
브릴 구조라고 부른다. 정련에 의해 세리신을 완전히 제거한 피
브로인의 표면구조는 섬유축 방향으로 직경 0.2~0.8μm의 피브
론이 가늘게 파상으로 다발지어져 있으며, 이 피브릴은 직경 100
정도의 마이크로피브릴(Microfibril) 다발로 이루어져 있다.

■ 고치실의 단면구조

고치실의 단면은 세리신과 피브로인이라는 두 종류의 단백질
로 된 이원 구조로 이루어져 있는데(그림 9), 2가닥의 피브로인

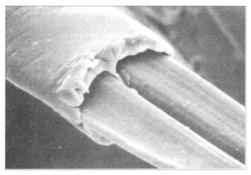

[그림 9] 누에고치실 1가닥의 단면도
(외층:세리신, 내층:피브로인 2본)

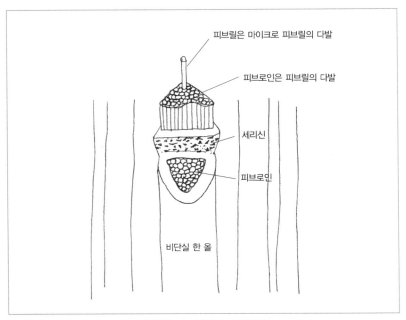

피브릴은 마이크로 피브릴의 다발

피브로인은 피브릴의 다발

세리신

피브로인

비단실 한 올

[그림 10] 누에고치실의 구조

플라멘트를 세리신이 피복하고 있는 안경 형태의 구조를 하고 있다. 한 가닥의 피브로인 플라멘트는 여러 가지 형태의 삼각형으로 이루어져 있다.

피브로인 섬유의 단면을 확대하여 보면, 많은 피브릴이 집합되어 있는 피브릴 다발 구조로 되어 있는 것을 관찰할 수 있다(그림10). 한 가닥의 피브로인은 직경이 0.2~0.8㎛의 피브릴 900~1,400본으로 이루어져 있으며, 피브릴의 굵기는 평균 0.01

㎛ 정도의 극히 가는 마이크로피브릴이고, 군데군데 빈틈이 있는 미세구조를 갖고 있다. 참고로 미세구조, 즉 분자의 형태나 배열은 전자현미경으로도 볼 수 없으므로 다른 방법을 사용해야 한다.

요컨대 분자 자신도 섬유와 같이 가늘고 긴 분자 4억 본의 다발이므로, 1,500m의 피브로인은 가늘고 긴 분자가 길이 방향으로 한 가닥에 15억본 연결되어 있다는 계산이 나온다. 그러니까 견사 한 가닥은 4억×15억 본의 피브로인 분자를 누에가 토사라는 동작을 통해 만들고, 그것 2본을 세리신으로 가지런히 붙인 것이라 말할 수 있다.

고치실의 굵기는 평균 2.9D이며, 단면의 형태를 원으로 보면 직경이 약 17.4㎛이 된다. 세리신을 제거한 1본의 피브로인 섬유의 굵기는 약 1D이며, 그 단면적은 평균 87.2㎛², 직경은 10.5㎛ 정도이다.

그러나 누에의 품종이나 고치 개체에 따라, 한 개의 고치에도 안팎이 다르므로, 삼각형 단면의 형태와 크기는 상당히 다를 수 있다. 이는 섬유 단면을 자를 때 단면의 형태와 크기가 동일한 화학섬유와 크게 대비되는 점이기도 하다.

■ 고치실의 구성 성분

견의 주성분은 피브로인이 70~80%, 세리신이 20~30%, 그
외에 왁스(wax)물질, 탄수화물, 무기물 등이 약 2~3%로 구성
되어 있다. 많은 종류의 단백질 중에서도 상당히 순도가 높은 단
백질인 것이다. (약 97~99%).

피브로인(70~80%), 세리신(20~30%), 기타(2~3%)

견의 주성분인 세리신과 피브로인은 아미노산으로 이루어져
있는데 아미노산끼리는 탈수축합이라는 반응이 일어나 서로 결
합을 하게 된다.

$$NH_2-CH-COOH + NH_2-CH-COOH + NH_2-CH-COOH$$
$$\quad\quad\mid\quad\quad\quad\quad\quad\quad\mid\quad\quad\quad\quad\quad\quad\mid$$
$$\quad\quad R_1\quad\quad\quad\quad\quad\quad\quad R_2\quad\quad\quad\quad\quad\quad\quad R_3$$

$$\begin{array}{cc} -H_2O & +H_2O \\ (탈수축합) & (가수분해) \end{array}$$

$$-NH-CH-CO-NH-CH-CO-NH-CH-CO-$$
$$\quad\quad\mid\quad\quad\quad\quad\quad\quad\mid\quad\quad\quad\quad\quad\quad\mid$$
$$\quad\quad R_1\quad\quad\quad\quad\quad\quad\quad R_2\quad\quad\quad\quad\quad\quad\quad R_3$$

아미노산이 이와 같이 길게 결합하여 만들어진 분자를 폴리
펩티드(polypeptide)라고 부른다.

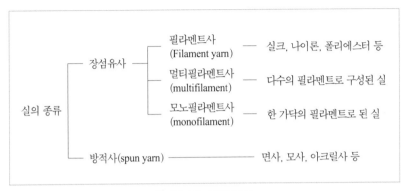

[그림 11] 실의 종류

비단의 종류 및 특징

비단실은 집누에실과 들누에실로 크게 나누어진다. 집누에실을 포함한 실의 종류는 위와 같이(그림 11) 분류하는데, 들누에실의 분류도 이와 동일하다.

... 생실

집누에고치에서 뽑은 긴섬유사(filament)로서 생사라고도 하며 유명한 견직물의 대부분은 이 생실을 원료로 한다.

... 쌍고치실

집누에는 보통 한 마리가 한 개의 고치를 짓지만 그 중에는 2마리 이상이 하나의 큰 고치를 만드는 것도 있다. 이것을 쌍고치 또는 옥견이라 한다. 실이 만들어지는 과정에서 실의 풀림이 보통 고치처럼 부드럽지 않기 때문에, 만들어진 실은 마디가 많고 굵은 긴 섬유로서 마디 비단실이라고도 하며 '샨탄직'과 '린샨직' 등의 원료가 된다.

... 견방사

견사류 가운데는 실켜기를 하여 생실로 만들 수 없는 것들이 있다. 양잠과 실켜기 과정에서 나오는 고치솜, 찌끼고치, 오염된 고치, 누에씨를 만들 때 생기는 나방이 나온 고치, 자른 고치 등과 실켜기 때의 실마리실, 번데기 옷 및 걷어낸 고치, 기타 검사과정에서 나오는 찌끼실 등이며, 이것들은 별도로 솜 상태의 짧은 섬유를 만드는 원료로 쓴다. 그 중 반제품으로서 섬유가 비교적 긴 것을 '페니(pegnee)', 짧은 것을 '뷰렛(bourette)'이라고 한다. 견방사는 페니와 같이 비교적 품질이 좋은 비단솜을 방사한 것이며 스판실크(spun silk)라 불리기도 한다. 견방사로 만든 실크 제품으로는 유연한 광택과 부피감의 '후지견'이 유명하다.

... 견방주사

견방사와 거의 같은 것이지만 견방사를 만드는 방적공정 중에서 나오는 찌꺼기 섬유(Bourette)와 품질이 나쁜 고치 솜 등 섬유의 길이가 4cm 미만의 짧은 것을 방적한 것으로서 마디가 많은 노일(noil) 직물의 원료로 쓰인다.

... 쯔무기실

쌍고치, 구멍난 고치 등 실켜기에 적합하지 않은 고치를 약품을 넣고 삶아 솜 상태로 만든 것을 풀솜 또는 진면이라 하며 방한용 의료와 담요로 이용된다. 이 풀솜을 손으로 잡아 당겨 만든 실이 쯔무기실이며 일본의 전통 화복지를 만드는 데 쓰인다.

■ 견섬유의 특징

실크섬유의 특징을 종합해 보기로 한다. 첫째 실크는 천연섬유 중에서 가장 가늘고 긴 섬유이다. 가늘기 때문에 부드러운 촉감을 가진 직물도 아주 얇은 직물도 가능하다. 실제로 실크는 화학섬유가 나오기 전까지는 필요한 만큼 취할 수 있는 유일한 장섬유였다. 참고로 인조견사는 프랑스 파스텔 연구소에서 누에병 연구에 종사하던 '샬톤네'가 세계 최초로 완성, 1889년 파리 박람회에 출품하면서 에펠탑과 함께 관객의 이목을 집중시켰다.

둘째는 형태가 극히 복잡한 것이다. 천연산물이기에 형태가 균일하지 않은 것이 많고 이중구조이며, 단면도 삼각형을 하고 있는 등 그 구조가 매우 복잡하다. 또 실이 굽어 있어서 섬유가 서로 밀착하지 않으므로 부피감을 갖는다. 섬유의 단면이 삼각형으로 되어 있다는 점도 광의 반사에 프리즘 효과를 내어 진주와 같은 우아한 광택을 낸다. 요컨대 이와 같은 복잡한 성질이 다른 섬유에서 찾아 볼 수 없는 감촉, 착용감 및 모양, 탁월한 흡·방습성이라는 실크 특유의 매력을 만들어 내고 있다.

셋째, 화학적으로 불안정한 것이다. 실크는 적당한 비결정 부분을 가지고 있어 염료와의 친화성 및 흡착성 등이 우수하다. 따라서 실크는 많은 천연염료와 화학염료에 잘 염색되며, 이 점이 염료와 염색방법에 많은 제약을 받고 있는 합성섬유와 크게 다르다. 의류의 가치는 생활이 풍요로워짐에 따라 실용성 위주의 시대에서 감성과 기능적인 것이 강조되는, 즉 보다 심미적인 면이 중시되는 시대의 변화 요구에 부응해 왔다. 최근 전반적인 부분에서 감성의 시대라는 흐름이 일고 있지만 의류에 대해서도 의식과 감촉이라는 양면 모두에서 만족감을 얻는 것이 추구되고 있다. 끝으로 실크는 알칼리에 의해 팽윤하거나 취화되고, 자외선 작용에 의해서도 취화된다. 이와 같은 실크 고유의 특징을 알게 되면 올바른 세탁법, 즉 울의 경우와 같이 중성세제를 사용하고, 건조 시 직사광선을 피해 음건해야 한다는 점을 이해할 수 있다.

■ 타섬유와 다른 견의 정련

모든 섬유에는 지방질과 불순 협잡물 오염 등이 있다. 그런 만큼 실과 직물을 표백하거나 염색할 때는 반드시 이들을 제거해야 하는데, 이 공정을 '정련'이라 한다. 생실은 그 본체인 피브로인을 '세리신'이라는 단백질이 감싸고 있는 이중구조이므로, 정련에 의해 다른 불순물과 세리신이 제거되고 피브로인만 남아 아름다운 실크가 된다. 이러한 제조공정 중 어느 단계에서 세리신을 어느 정도 제거하느냐 다시 말해, 정련을 얼마큼 교묘히 이용하느냐에 따라 독특한 실크 직물을 얻게 된다. 따라서 실크 정련은 다른 섬유와 다른 중요한 의미를 가지고 있다. 세리신은 그 접착력에 의해서 꼬임을 주거나 풀 먹이기를 하지 않고도 가는 고치실을 몇 본이고 합하여 임의로 굵은 생실을 만들 수 있다. 피브로인을 둘러 싸 보호하고 있는 세리신이 풀 먹이기 역할을 담당하고 있기 때문에 제직 공정에서 실을 보호하여 흠이 가지 않도록 하는 것이다. 요컨대 이 세리신을 그대로 남기거나 30%, 50%, 80% 등 부분 풀빼기 함으로써 특수한 멋을 내는 직물을 만들 수 있다. 세리신은 끓는 물에서도 쉽게 용해하지만 일반 풀빼기 공정에서는 마르세일 비누와 탄산소오다, 중탄산소다, 규산소다 등 약 알칼리도 병용한다. 이것을 알칼리 정련이라고 한다. 이외에도 파파야 과일에서 얻은 파파인(papain)과 프로테아제(protease), 알칼라제(alkalase) 등의 효소를 사용하여 저온 처리하는 효소정련도 최근 행해지고 있다. 정련 장치는 막대기정련, 포대정련, 염색기를 이용한 분사식 거품정련 등이 있는데, 실과 직물의 종류에 따라 각각 적합한 방법을 선택한다.

■ 여러 가지 실크 염색

선명하고 심오한 색조 등 실크의 우수한 염색성은 정평이 나 있는데, 이는 다른 섬유에 비해 복잡한 화학구조를 갖고 있어서 염료가 섬유의 깊숙한 곳까지 침투하기 쉬워서라고 한다. 주 염료는 과거 홍화, 소방(蘇芳), 쪽 등의 식물염료인데, 이는 컬쳐 붐이 일어난 요즈음에도 수공예 애호가들이 활발히 사용하고 있다고 한다. 물론 업계에서는 일부 민예품에만 이용하고 대부분은 화학염료를 사용하고 있다.

실크의 염색은 다음과 같이 침염과 날염으로 크게 구분한다(그림 12). 침염이란 염료와 조제를 넣은 액에 실과 포를 담가 동일한 색으로 염색하는 방염가공을 말하는데, 어쨌든 무지(無地)에 염색하기 때문에 '무지염'이라 부른다. 이때 염료는 보통

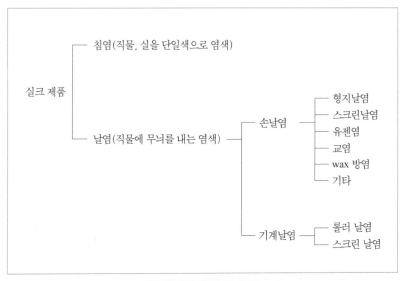

[그림 12] 실크의 염색

직접염료나 산성염료가 이용된다. 날염에는 손날염과 기계날염
이 있는데, 손날염은 포에 염료 또는 안료로 모양을 만드는 것으
로 다음과 같은 방법이 있다.

형지날염 : 일정크기의 화지 2~4매를 연결시킨 후 모양을 새겨
떼어낸 것을 이용하는 날염
스크린날염 : 나무액자나 알미늄액자에 스크린을 걸고 그 위에
모양을 만들어 떼어낸 형지를 밀착시키는 날염

유젠염 : 포에 푸른 꽃잎액으로 그림을 그리고 모양의 윤곽 선상에 풀을 바른다. 풀이 마른 후 모양 내부공간을 솔과 붓으로 색칠한다. 색이 마른 후 모양 부분이 염색되지 않도록 풀을 발라 염색한다. 에도시대에 나온 기법으로 현재도 일본 각지에서 행해진다.

교염 : 실로 포를 움켜쥐거나 묶어서 하는 염색으로, 묶인 부분이 염색되지 않은 상태로 남게 되어 독특한 모양이 나온다.

초염 : 초를 데워 녹인 후 모양을 그리거나 형(型)으로 눌러 부분염색이 되도록 한 뒤 염색함으로써 방염모양을 나타낸다. 이와 같은 손날염은 손이 많이 가지만 좋은 작품을 만들 수 있기 때문에 취미 수예로서 애용되고 있다. 기계날염은 롤러날염과 스크린 날염이 있다. 전자는 주로 양복생지에, 후자는 화복지와 수공예품에 이용되고 있다.

공정을 달리하는 견직물의 종류

견직물에는 많은 종류가 있지만 대개 선연직물과 후연직물로 구분된다(그림 13). 선연직물은 생실과 견연사 단계에서 정련, 염색한 후 제작하는 것으로서 직조 전에 정련 염색하기 때문에

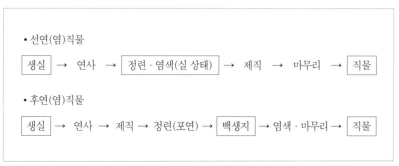

[그림 13] 견직물의 제직 공정

세연직물(연직물) 또는 선염직물이라고 한다. 그 중에는 정련 후 염색은 하지 않고 짠 직물도 있다. 견직물의 모양은 직조와 염색에 의해 만들어진다.

염색모양은 전에 설명한 바와 같이 각종 날염법에 따라 만들어지며 직물모양은 직물조직과 색실의 조합에 의해 입체적으로 구성된다.

■ 선연직물

선연직물(degummed silk fabrics)은 생실 등을 정련시킨 후 직물로 만들었다는 의미이다. 생실을 정련하는 과정에서 처리조건이 적합하지 않은 경우 실이 손상되기 쉬우므로 꼬임을 주어 정련하는 것이 일반적이다.

이렇게 정련된 실을 견사(degummed silk)라 하고, 견사에 날실과 씨실을 사용하여 만들어진 것이 연견 직물이다. 보통 견사는 염색 후 날실과 씨실로 배열시켜 직물을 만들면 줄무늬, 격자무늬 및 물결무늬 등의 여러 가지 무늬를 나타낼 수 있다. 선연 직물의 대표적인 예를 들면 다음과 같다.

... 태피터

정련한 견사를 사용하여 평직물로 짠다. 날실은 제연사로, 씨실은 편연의 견사로 짜는데, 이때 씨실의 굵기를 날실보다 굵게 하여 씨실 방향으로 '두둑 효과'를 낼 수 있다. 또 치밀한 바탕 조직으로서, 서로 다르게 염색된 날실과 씨실을 배열시키면 보는 방향에 따라 서로 다른 색상을 나타내는데, 이러한 현상을 '옥충 효과'라 한다.

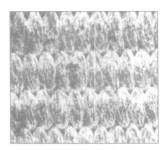

[그림 14] 태피터

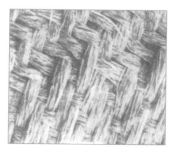
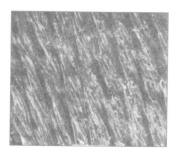

[그림 15] 파 유   [그림 16] 연견 주자

... 파유

날실에 꼬임이 없는 실이나 제연사를, 씨실에 약연된 실을 사용해 평직으로 짠다. 날실쪽의 밀도가 높고 염색된 실도 사용된다. 이 직물은 부드럽고 광택이 좋아서 양장 또는 코트지 등으로 쓰인다.

... 연견 주자

날실에는 제연 견사, 씨실에는 편연 견사를 사용하여 무늬를 놓아 짠 직물이다. 무늬가 있는 직물을 문직물이라 하는데, 이 직물에 속하는 것으로는 다마스크, 브로케이드 등이 있다.

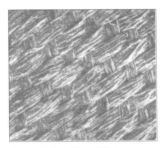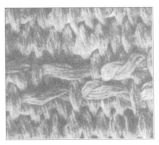

[그림 17] 다마스크　　　[그림 18] 브로케이드

... 다마스크

날실에는 제연 견사를, 씨실에는 편연 견사를 사용하여 큰 무늬를 표현한다. 본견 양단이 다마스크(damask) 종류인데, 양장지, 침구류 및 실내장식 등에 사용한다.

... 브로케이드

브로케이드(brocade)의 직물 조직은 능직 또는 주자직이며, 염색된 실을 사용하여 다채로운 무늬를 나타낸 직물이다. 실내장식, 무대 의상, 커튼지, 부인복지 등으로 쓰인다.

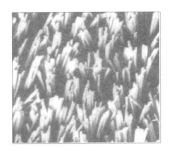

[그림 19] 벨벳

... 벨벳

벨벳(velvet)은 빌로드라고도 부르며, 직물 표면에 융단과 같
이 실올을 심어서 짠 파일(pile) 직물이다. 제직 과정에서 경사를
고리모양으로 배열시키고 직물이 완성된 다음에 자르면 부드러
운 깃털이 직물표면에 고르게 배열된다. 짙은 색으로 염색하여
여성용 야회복이나 코트감으로 사용한다.

... 츠무기

츠무기(tsumugi)는 본래 고치로 만든 풀솜을 실로 만들어서
수직기를 사용해 만든 평직물이다. 현재는 생실이나 쌍고치실
을 염색하여 제직하므로 줄무늬, 격자무늬 또는 물결무늬를 나
타낸다.

■ 후연직물

후연직물은 원료 생실과 꼰 실을 정련하지 않고 직조하기 때문에 생직물이라고도 부른다. 이것은 한 면이 왁스를 입혀 놓은 것 같이 불투명하고 뻣뻣한 직물로서 아름다운 광택과 촉감을 가지는 견직물이 되리라고는 상상할 수 없는 상태다. 그러나 정련을 거쳐 부드러운 견직물로 살아난다.

고치실 성분의 25%는 세리신이기 때문에 정련을 거치면 이것이 용해하여 그만큼 가벼워진다. 특히 치밀하게 짜여 있던 날실과 씨실 사이에 25%의 간격이 생기게 된다. 요컨대 이렇게 이완된 상태가 후연견직물 특유의 유연한 촉감을 만든다. 이 과정을 거쳐 만들어진 순백의 견직물에는 하브다이, 지리멘, 린즈, 각종 크레이프(crepe)류 등이 있다. 일괄하여 백생지라고도 부르는 이들은 일부는 그 상태에서 상품으로 시판되고 일부는 염색가공 또는 봉제업자의 손을 거쳐 염색 가공 후 상품화되고 있다.

... 하브다이

일반적으로 날실과 씨실에 꼬임이 없는 생실을 사용하여 평직으로 짠다. 습윤 씨실(씨실을 물에 침지시킨 것)로 짜는 것이 특이하다. 하브다이(habutae)는 아름다운 광택과 더불어 얇고

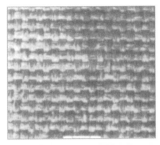
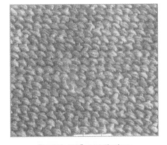

[그림 20] 하브다이   [그림 21] 크레이프

부드러우며 감촉이 좋다. 제직 후 정련 · 표백하여 그대로 사용하거나 날염한다. 용도는 드레스, 블라우스, 목도리, 안감지, 장식용 등 널리 쓰인다.

··· 크레이프

날실에는 생실, 씨실에는 강하게 꼬임(S꼬임, Z꼬임)을 준 생실을 사용하여 제직한 후 정련처리를 하여 직물 표면에 미세한 주름 효과를 나타낸 직물이다. 크레이프(crepe)는 실의 꼬임 정도와 조직, 그리고 주름효과에 따라서 여러 가지로 구분된다. 비교적 주름에 대한 저항성이 강하고 습기에 쉽게 수축되지만 드레이프(drape)성이 좋아 맵시 있는 양장용이나 한복지에 많이 쓰인다.

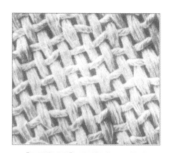

[그림 22] 크레이프 데신

... 크레이프 데신

크레이프 데신(crepe de-chine)은 크레이프의 일종으로서, 씨실의 꼬임을 더 강하게 주어 주름효과를 크게 나타낸 것이 특색이다. 따라서 잔주름이 많고 매우 부드러우며, 광택이 뛰어나 드레스, 블라우스. 안감 등에 쓰이는 고급직물이다.

... 조젯 크레이프

조젯 크레이프(Georgette crepe)도 크레이프류에 속한다. 다만 날실과 씨실에 S 꼬임과 Z 꼬임의 강하게 연사된 생실을 번갈아 넣어 제직한 얇은 평조직의 직물이다. 주름이 작으면서 탄력과 광택이 좋고, 구김이 적지만 딱딱하다. 용도는 여름용 야회복, 스카프, 장신구류, 베일 등으로 쓰인다.

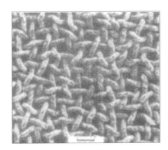
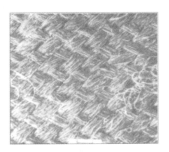

[그림 23] 오건디   [그림 24] 샨퉁

... 오건디

오건디(organdy)는 일반적으로 날실과 씨실에 꼬임이 없고, 염색한 실로 만든 얇은 평직물이다. 여름용으로 청량감이 있게 하기 위하여 정련을 약하게 하므로 촉감이 딱딱하며 투명하다. 여름용 야회복, 블라우스, 장신구 등으로 쓰인다.

... 샨퉁

샨퉁(shantung)은 날실에는 생실, 씨실에는 마디가 있는 쌍고치실이나 야잠사를 사용하여 직물표면에 마디를 나타낸 평직물이다. 이 직물은 크고, 작은 마디가 나타나서 소박한 감을 풍기며 특이한 반사광을 나타낸다. 부인복, 아동복, 야회복, 커튼지 등으로 쓰인다.

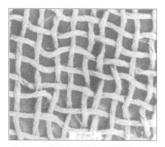
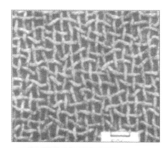

[그림 25] 시폰　　　　　　　　[그림 26] 니　논

··· 시폰

날실과 씨실 모두 한 방향으로 꼬인 생실을 사용해 평조직을 만
든 직물이다. 제직 후 완전 정련을 하지 않으므로 딱딱한 촉감을
나타내지만 조직은 투명하고 얇다. 대개 여름 옷감으로 쓰이지만
면이나 다른 섬유의 원료로도 쓰인다.

··· 니논

날실, 씨실 모두 생실을 사용한 얇은 평직물로 시폰보다는 조직
이 치밀하다. 제직 후에 정련한 것으로, 최근에는 나일론과 같은 인
조섬유 제품에도 같은 이름이 사용된다.

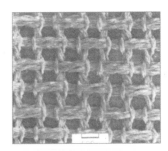

[그림 27] 견거즈

... 견거즈

이 직물은 얇고 가벼워 속이 비쳐 보이는 직물로, 영어의 '얇다(sheer)' 라는 뜻에서 사직이라고도 한다. 날실에 강연사를, 씨실에 강연사 또는 무연 생실을 사용해 만든 평직물이다. 직물조직은 여조직(gauze) 또는 사조직(leno)을 이용해 성글게 제직하고 이들 조직은 직물의 형태 안정성을 유지한다. 얇고 가벼워서 주로 여성복지나 스카프에 사용된다.

■ 여러 가지 명칭

커피, 술도 그렇지만 견직물의 명칭을 붙이는 방법도 여러 가지이다. 특히 역사가 긴 상품과 세계적으로 애용되고 있는 상품은 전통과 지역에 따라 여러 가지 명칭이 붙여져 왔다. 예를 들면 원산지명을 딴 니시전직(西陣織), 박다직(博多織), 샨퉁, 겉모양에서 온 이지(梨地), 호박지, 용도로는 대지(帶地, 기모노 허리띠), 넥타이지, 원료명에서 온 옥견, 견주(絹紬), 인명을 딴 조젯, 유젠, 상표에서 온 후지견 등이다. 견직물은 종류도 풍부하고 분류도 복잡하다. 이것을 정리하면 그림 28과 같다.

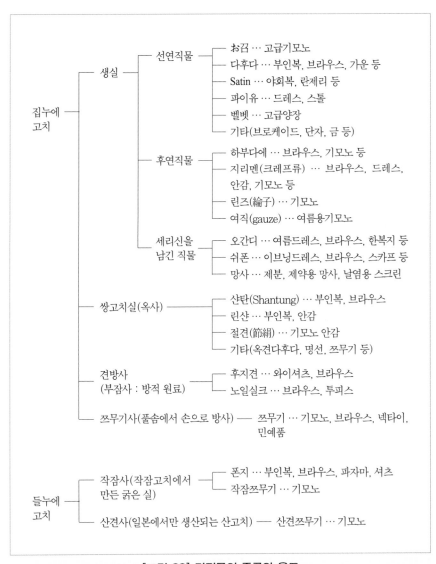

[그림 28] 견직물의 종류와 용도

실크의 매력과 다양한 견제품

■ 실크의 아름다움과 기능성

끝으로 소비자의 입장에서 실크 제품을 조명해 보기로 하자. 첫째로는 외관의 아름다움이다. 잘 알려진 대로 우아한 광택, 선명한 색채, 뛰어난 드레이프성으로 인해 부드러운 선에 잘 어울리는 아름다움을 연출할 수 있다.

둘째는 착용감이다. 견은 아주 가는 섬유지만 탄성과 장력이 좋아 촉감과 유연함을 더할 수 있다. 실제로 가벼워서 입기 쉽다는 점에서 오래전부터 기모노와 롱드레스 같은 외의류에 이용되어 왔다.

셋째는 우리의 건강을 지키는 데 필요한 통기성, 보온성, 흡습성, 방습성이 뛰어나 지극히 보건 위생적이라는 점이다. 의복의 최대 목적은 외부 온도로부터 몸을 보호하고 수분 증발 방지, 땀의 흡수·방출 같은 생리기능을 도와 피부의 청결을 유지하는 것인데, 이 점도 실크가 타 섬유에 비하여 월등하다.

넷째는 대전하지 않는 것이다. 섬유는 마찰에 의해 정전기가 발생하지만 수분이 많을 경우에는 대전하기 어렵다. 그런 점에서 흡습성이 큰 실크와 천연섬유는 합성섬유처럼 쉽게 대전하지 않지만 건조도가 매우 현저할 때는 실크도 양모도 대전을 피할 수 없다. 특히 일년 중 가장 건조한 겨울이 되면 옷을 벗을 때 찍 찍 소리가 나기도 한다. 참고로 대전이 심할 경우에는, 전기가 흐르는 것 같은 충격이 있으며, 구두를 신고 있어도 발에 먼지가 묻는다. 그리고 내의도 공기 중의 먼지와 세균 등이 흡수되기 쉬 운 해를 입는다.

다섯째는 불에 타지 않는 성질이 있다. 대부분의 합성섬유는 섭 씨 200도 전후에서 분해, 용해, 연소하여 유해한 가스를 발생시키 지만 실크는 섭씨 300도~460도가 아니면 타지 않는 안전한 섬유

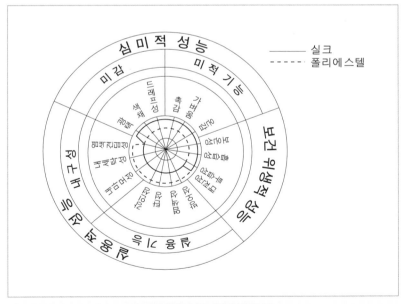

[그림 29] 실크 직물의 특성

이다. 그런 점에서 가스폭발, 호텔화재 등 돌연한 사고시 실크와 양모가 인명을 지킬 수 있다고 말할 수 있다. 특히 가볍고, 손세탁이 가능한 실크 내의는 여행할 때 휴대하는 옷으로 최적이다. 지금까지 설명한 실크 직물에 대한 특징을 그림 29에 나타냈다.

■ 실크의 다양한 활용

구미에서는 양장, 양품 잡화 등 실크가 광범위하게 이용되고 있다. 일본에서는 최근까지 '기모노'와 '오비(帶)'라는 전통 의복에 주로 이용되어 왔기 때문에 '실크'하면 기모노를 연상할 정도였다. 그러나 이제는 신규 용도 또는 판로의 개척으로 매력적인 견제품이 점차 다양화되고 있다(표 2). 신사용품으로는 셔츠, 코트, 점퍼, 스웨터, 와이셔츠 등의 겉옷으로부터 훈도시, 팬티, 런닝셔츠, 손수건 등 각종 내의류, 그 외에도 아스콧 타이(ascot tie), 목도리, 잠옷, 양말 등 여러 가지 제품이 개발되었다. 특히 실크 훈도시는 제습효과가 뛰어나고 생식기에도 좋다고 하여 신문, TV 등에서 화제가 되었었다.

부인용품 중에는 외의로서 원피스, 투피스, 스웨터, 가디건, T-셔츠 등 정장에서 캐주얼까지 있다. 여기에 브래지어, 캐미솔, 페티코트, 슬립, 숏·후레아 팬티, 내의 등 각종 란제리와 스타킹, 장갑 등 몸에 꼭 끼는 레오타드(leotard) 보디웨어가 있는데,

[표 2] 실크의 다양한 활용

용도	적용
인테리어류	커튼, 벽지, 태피스트리, 책상덮개, 등받이(쿠션), 카펫트, 이불 등
미술, 공예품	화포지, 자수사 및 그 제품, 부채, 초롱 등
스포츠 용품	고급 운동복, 등산용 천막 내장 등
화장품	파운데이션, 크림, 로션, 팩, 입욕제, 미용비누 등
식품	기능성 실크 분말, 실크 간장, 된장, 실크 성분 함유 음료, 케익, 캔디, 국수 등
각종자재	재봉사, 리본, 타이프 리본, 악기현, 낚시줄, 약제용 망사견, 수술용 봉합사 등

모두 위생성과 외형이 아주 훌륭하다.

견직물의 다양한 연구개발

현재 업계에서는 전통의복에서 양장, 양장 잡화까지, 직물에서 니트(편물)까지, 정장에서 캐주얼까지, 외의에서 내의까지, 부인양품에서 신사양품까지, 각 단계마다 연구개발에 몰두하여 다채로운 상품 제조가 진행되고 있다.

■ 실크 편물의 개발
실크는 직물 본래의 아름다움과 함께 드레이프성이 탁월하기 때문에 지금까지 주로 한복, 드레스, 블라우스 등 외의에 이용되어 왔다. 그러나 이들 생지는 거의 날실에 씨실을 짜 넣은 직물이고, 언제부턴가 방적사(실크단섬유)를 편조한 메리야스로서 '쟈-지'라 불리우는 견편물이 조금씩 시장에 출회되었다. 생실(장섬유)을 이용한 견편물은 값이 비싸다는 이유로 거의 만들어지지 않았기 때문이다. 특히 최근에는 경상 편물(씨실 및 날실의 전통에 얽매이지 않는 직물)로만 만든 트리코트와 패션감각이 뛰어난 라셜레이스(lace), 리바레이스, 도손레이스, 스판레이스 등 각종 레이스편이 개발되었다. 이들 편직제품은 신축성이 있고 체형에 잘 맞아 아름다운 실루엣 라인을 연출할 수 있다. 현대는 여성의 아름다운 몸매에 대한 의식이 높고 풍만한 가슴과 허리의 굴곡, 히프의 곡선미를 강조하는 것이 패션의 커다란 흐름이다. 그런 점에서 이름처럼 걸치는 것 자체만으로 품위가 유지되는 실크 니트와 손세탁이 가능해 취급이 용이하다는 장점을 지닌 얇은 내의류가 각계에서 호평을 받고 있다.

■ 하이브리드(Hybrid)섬유의 연구

'하이브리드'란 유전학상 1대 교잡종이라는 의미다. 많은 동식물은 1대 교잡종이 어미보다 우수한 것으로 실증되고 있는데, 이 현상을 '잡종강세'라고 하며 일반적으로는 다른 특징을 가진

양친을 교배하여 쌍방이 가진 우수한 형질을 발현시킨 것이라는 의미로 사용된다. 우리 주변의 예를 보면 단맛을 가진 옥수수 '허니-반담'과 발육이 빠르고 맛도 좋은 '브로일라'가 이런 방법을 통해 얻은 것이다 이 방법은 원래 누에 유전학자가 1906년에 제창한 것으로 1914년에 실용화되어 잠종 제조를 위해 전국적으로 보급되었다.

약간 경우가 다르긴 하지만 하이브리드(복합)섬유도 결국엔 보다 기능적이고 아름다운 것을 추구한다는 소비자의 욕구에 부응하기 위해 각각의 섬유가 가지고 있는 장점을 살리고 결점을 보완하여 새로운 가치를 창출한 것이다. 예를 들면 촉감, 광택, 발색성을 좋게 하고 내주름성, 세탁성을 높이고 수축과 대전을 적게 하며 강도와 내연성을 높이는 것이다. 복합소재를 만들 때는 우선 무엇을 목적으로 어떤 소재를 조합시키는가를 고려하지 않으면 안 된다. 물론 염색방법과 같은 가공기술상의 문제도 있다. 조합은 대체로 합성섬유 상호간, 합성섬유와 천연섬유 또는 천연섬유 상호간에 행해지며, 실 만드는 단계에서 섬유를 혼합시키거나 합사 또는 꼬임을 주며 커버드 얀(covered yarn)이라 하여 심지실을 다른 섬유로 피복하기도 한다. 또 포를 만드는 단계에서 날실, 씨실을 각각 다른 섬유로 직조 또는 편조하는 교직·교편도 있다.

실크와 면, 모, 마 등 천연섬유류를 혼합한 제품은 오래전부터 상품화되었고 실크와 합성섬유와의 복합화는 최근 급속히 진행되고 있는데 그 대부분은 강한 합섬을 심지실로 하여 그 주위를 생실로 피복한 커버드 얀(covered yarn)이다. 몇몇의 예를 들면 다음과 같다.

퓨라시-Ⓡ (욱화성, 丸興工業) : 아크릴사 '퓨론'과 생실의 혼합 실켜기

실크르미넷(Toray, 동방레이온) : 폴리에스터형의 '르미넷'과 생실의 혼합 실켜기

실란(잠사시험장 · 욱화성) : 나일론과 생실의 혼합사 나이론 2데니어 5본과 새로 개발된 극세견사 2데니어 5본을 혼합 실켜기 한 것으로 팬티스타킹 등에 적합

파리야(東邦레이온) : 각종 섬유를 심사로 하여 생실로 커버링한 것

■ 소재 가공방법의 개량

섬유에서 소재의 개량이란 각종 가공기술에 의해 실과 직 · 편물의 기능성을 좋게 한 것이다. 요컨대 유연성, 부피감, 염색 · 발색성, 내주름성, 내세탁성의 향상을 겨냥하는 것이다. 소재 개량한 실에는 파인실크(fine silk) silgerol 가공사(잠사과학

연구소) 소프트실크(片倉), 망상복합생실, 권축생실 등이 있으며 다른 말로 신형질 생사라고 부른다. 이 외에 실크의 화학가공도 활발히 진행되어 물세탁이 가능한 것, 황변을 방지하는 것, 구겨지지 않는 것 등 여러 차원에서 연구개발이 추진되고 있다.

올바른 실크 취급법

실크 블라우스나 슈트 등이 땀에 젖었을 경우에는 그대로 넣어두지 말고 반드시 드라이클리너로 깨끗이 닦도록 한다. 드라이클리닝을 한 뒤에는 옷 안에 갈색 종이를 끼워 넣어 오그라들거나 습기가 차는 일을 방지한다.

나방은 실크의 습기에 매우 쾌적함을 느끼기 때문에, 실크가 나방에 의해 상하는 일도 종종 생긴다. 그러나 살충제를 쓰는 것보다는 습기를 없애는 일에 신경을 써야 한다. 예를 들면 완전히 습기를 제거한 실크를 비닐가방에 넣고, 실리카겔과 같은 건조제를 넣어 보관한다.

서랍이나 옷장 안에 보관할 때도 건조제를 함께 넣어 두는 것을 잊지 않도록 한다. 또한 옷장 속에 걸어둘 때에는 비닐백이나 얇은 종이로 덮어두도록 한다. 봄과 가을에 꺼내서 통풍을 시킨

뒤 브러싱을 해 주는 것도 좋다.

　그밖에 실크는 매우 까다롭고 예민한 소재이니만큼 다룰 때 주의해야 할 점도 많다. 두툼한 새틴이나 태피터라도 바느질을 하다 보면 구멍이 생기거나 미어진다. 따라서 시침질을 할 때에는 아마포 따위를 덧대고 하고, 핀도 가장 가는 핀을 사용하여 천이 상하지 않도록 한다. 바느질 전에 다림질을 해서 옷감을 펼 필요는 없으나, 굳이 다림질을 해야 될 경우에는 실크 천 위에 다른 헝겊을 놓고 물을 스프레이한 다음, 낮은 온도에서 다린다. 실크 위에 직접 물을 스프레이하면 얼룩이 생기거나 광택이 없어진다.

　실은 꼭 바느질용 명주실을 사용하며, 얇은 실크를 바느질할 때는 가장 가는 바늘을 써야 한다. 바늘도 옷감의 두께에 맞는 제 바늘을 써야 옷감이 씰룩거리거나 우그러지는 걸 막을 수 있다. 또한 오건디나 크레이프와 같이 얇은 실크는 신문지 두께 정도의 종이를 덧대고 바느질하도록 한다.

　그런가 하면 매우 예민한 소재라 취급이나 보관에도 신경이 쓰이는 편이다. 그러나 섬세함과 부드러움에 비해 매우 매우 질긴 섬유이기도 해서 올바른 방법으로 다루기만 하면 평생 입을 수 있다는 장점이 있다.

　실크를 다루면서 겪게 되는 가장 당황스러운 상황은 바로 얼룩이 묻었을 때이다. 그런 만큼 어떤 종류의 얼룩이 묻었든 간에

각 종류에 따라 제거하는 법을 각각 알고 있는 것이 안전하다. 무조건 벤젠만을 사용하는 일은 없도록 한다.

얼룩은 대개 세 가지로 나눌 수 있다. 먼지와 같은 건성얼룩, 건성얼룩과 함께 물에 용해되어 실크에 묻어난 수성얼룩, 기름에 의한 지성얼룩이 그것이다.

수성얼룩은 대개 중성세제로 지워질 수가 있다. 그러므로 수성얼룩이 묻었을 경우엔 우선 미지근한 물에 중성세제를 풀어 빨도록 한다. 지성얼룩은 시간이 너무 오래 경과하지만 않았으면 양질의 벤젠으로 쉽게 없앨 수 있다. 그러나 일반적으로 실크의 얼룩은 전문 세탁소에 맡기는 것이 가장 안전하며, 반드시 얼룩이 묻지 않았을 경우라도 집에서 물세탁을 하기보다는 드라이클리닝을 하는 편이 더 오래 입을 수 있는 비결이다.

상식적인 차원에서 간단한 얼룩제거법을 알아두자.

1. 칼라의 먼지 같은 작은 얼룩이나 음식물, 주스로 인한 얼룩

☞ 발견 즉시 지우도록 한다. 먼저 얼룩이 묻은 부분에 깨끗한 헝겊을 대고 양질의 벤젠을 묻힌 솜으로 톡톡 두드려서 뺀다.

2. 진흙물이 튀겨 생긴 얼룩

☞ 진흙이 완전히 마를 때까지 기다렸다가 부드러운 헝겊으로

가볍게 두드려 떼어낸다. 그런 다음 탄성고무로 깨끗이 지우면 된다. 당황한 나머지 흙물이 튄 실크를 그냥 물에 담가 버리면 얼룩은 더 퍼진다.

3. 블라우스나 행커치프, 스카프 등의 작은 제품들에 묻은 얼룩

☞ 집에서도 얼마든지 세탁이 가능하다. 우선 미지근한 물에 중성세제를 풀고 한 숟갈(15cc 정도)의 초산을 떨어뜨려 색깔이 바래는 것을 방지한다. 그 다음 물에 헹군 블라우스를 이 비누거품 속에 담가 가볍게 세탁한다. 진한 얼룩은 스폰지나 브러시로 가볍게 닦아내고 역시 미지근한 물에 깨끗이 헹구되, 비틀어 짜지 말고 모양을 잘 펴서 타월에 싸둔다. 물기가 타월에 다 흡수되면 통풍이 잘 되는 그늘에서 말리도록 한다.

다림질을 할 때는 무명천을 실크 위에 대고, 실크의 뒤쪽 면을 다리도록 한다. 다리미 온도는 110 ~ 120℃ 가 적당하다. 실크는 절대 불 가까이 두어선 안 되고, 딱딱한 촉감을 주기 위해 풀을 써서도 안 된다. 합성수지는 경우에 따라 쓸 수 있다. 실크천이 노랗게 되거나, 색이 바랬을 경우에는 드라이클리너로 표백하는 것이 좋다. 집에서 할 경우에는 과산화수소에 암모니아를 섞은 엷은 알칼리 용액을 사용한다. 그러나 실크가 알칼리에 약하다는 점을 특별히 염두에 두고 사용한다.

실크와 관련한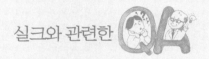

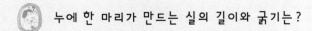 누에 한 마리가 만드는 실의 길이와 굵기는?

생사 한 가닥의 길이는 1,000~2,000m(평균 1,500m) 정도로 천연섬유 중 가장 길며, 굵기는 2.5~3.0D로 가장 가늘다.

실크의 촉감이 유난히 좋은 이유는?

성분의 97% 이상이 18종 이상의 아미노산으로 구성된 단백질이기 때문이다. 아미노산의 배열 자체가 원래 복잡하고 정교한 자연 메커니즘인 것이다.

실크가 가장 쾌적한 건강 소재로 알려져 있는 이유는?

실크 내부의 구조상 인체에서 나오는 땀을 흡수하여 그것을 체외로 방출하는 흡습성 및 투습성이 우수하기 때문이다. 피부와 함께 호흡하는 작용을 하는 것이다. 참고로 실크의 흡습성은 면의 1.3~1.5배이며, 투습성은 1.3배에 이른다.

얇고 가벼운 실크가 따뜻한 이유는?

 실크의 섬유질 속에는 많은 공기층이 있는데, 이 공기층의 비율이 전체 표면적의 1/3에 해당되기 때문이다.

 실크는 잘 타지 않아 화재 발생시에도 가장 안전한 섬유라는데?

 합성섬유가 200℃ 전후에서 분해·연소되는데 비해, 실크는 300~460℃에서 연소되며, 유해가스도 발생하지 않으므로 화재 발생시 가장 안전한 섬유로 꼽힌다. 최근 고급호텔의 벽지나 카펫, 커튼 소재로 각광을 받고 있는 이유가 이 때문이다.

 생사와 견방사의 차이점은?

 생사는 고치 → 건견 → 삶기 → 실켜기의 과정을 거쳐 고치실 6~8가닥을 꼬아 만든 것인데, 견방사는 실켜기가 불가능한 고치를 솜으로 만든 후 양모나 면 같은 방적공정을 거쳐 방적사로 제조한 것으로 가격도 생사에 비해 저렴하다.

실크의 올바른 보관 방법은?

 외출 후에는 습기가 빠지기 쉽도록 옷걸이에 걸어 두고 먼지는 솔로 털지 말고 벨벳 등의 부드러운 헝겊으로 털어 낸다. 또한 직사광선이나 자외선이 강한 형광등 밑에서는 오래 입지 않도록 한다. 보관시 방충제가 직접 실크에 닿지 않도록 하되, 건조제와 함께 넣어 두고 가끔 꺼내 바람을 쐬어 준다.

 실크의 세탁법은?

 가급적이면 드라이클리닝을 하는 것이 좋다. 집에서 할 때는 표시된 지시사항을 따르되, 30℃ 내외의 미지근한 물에서 중성세제를 사용하며, 비비지 말고 가볍게 주물러 빤다. 헹굼은 2회 정도가 적당한데, 탈수기를 사용할 때는 망에 넣어 하되 물방울이 떨어지지 않을 정도로만 돌려준다. 건조는 그늘에서 할 것.

 실크가 의류섬유로서 단점이 있다면?

 실용성이 부족하다. 즉 물세탁이 곤란하며, 얼룩이 지거나 변색하기가 쉽다.

진짜 실크를 판별하는 방법은?

 간단히 판별하는 방법은 실을 태워 보는 것으로, 태울 때 누린내가 나면서 타다가 검은 숯이 되는데 이를 손으로 비벼보아 부스러지는 것이 실크이고 엉켜 붙으면 화학섬유이다.

 시중에서 판매되고 있는 수입 실크 스타킹에는 실크가 어느 정도나 들어 있나?

 대부분의 수입 실크 스타킹은 실크와 유사한 합성섬유제품으로 실크가 전혀 들어 있지 않다. 다만 최근 일본에서 시판되는 하이브리드 실크 스타킹은 원료가 실크와 나일론의 복합사이다. 현재 국내에서도 실크와 합성섬유의 결점이 서로 보완된 복합사 제품을 개발, 연구 중이다.

3
실크의 과학적 효능

실크 단백질의 아미노산 조성

한 가닥의 견사를 구성하고 있는 주요한 성분은 성질이 전혀 다른 섬유상 단백질인 피브로인과 구상 단백질인 세리신으로 되어 있다. 그러나 이외에도 탄수화물, 색소, 무기물 등이 조금씩 함유되어 있다. 이것들은 거의가 비단실의 바깥 부분에 존재하는 세리신에 존재하며, 피브로인과 세리신의 함량은 평균 75%와 25%의 비율로 존재한다. 그러나 일반적으로 '실크'라 함은 견사의 바깥부분에 피브로인을 감싸고 있는 세리신을 제거한 피브로인만을 말한다. 한 가닥의 실크 피브로인 분자는 4,000개 이상의 아미노산으로 연결되어 있다. 이 아미노산들은 아미노기(NH_2), 카르복실기(COOH)를 적어도 한 개씩 가지며 다음 그림처럼

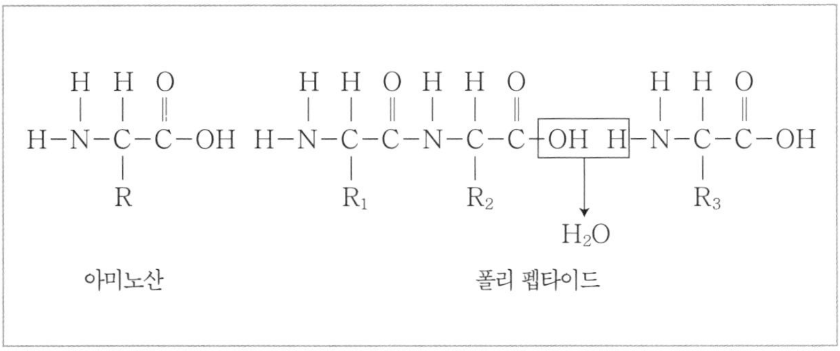

[그림 30] 아미노산과 펩타이드의 구조

R(측쇄)쪽만이 서로 다른 구조를 가진다, 즉 글리신은 측쇄에 H, 알라닌은 CH_3, 세린은 CH_2OH를 가지고 있다.

아미노산과 아미노산의 결합은 탈수반응에 의하여 COOH와 NH_2로부터 물(H_2O)이 빠져 나와서 아미노산이 점차 연결된다. 따라서 실크 단백질의 구성성분을 알기 위해서는 강한 산으로 긴 사슬간의 결합을 끊으면 된다. 가수분해된 가잠 피브로인의 성분을 조사하면 표 3과 같다.

실크 피브로인의 아미노산 조성을 살펴보면 평균적으로 글리신(35%), 알라닌(27%), 세린(13%), 티로신(10%) 등으로 이루어져 있다. 우유와 달걀의 그것과 비교할 때 실크에는 글리신과 알라닌이 유난히 많다는 점이 특이하다, 아미노산 조성 중 인체 내에서 합성되지 않기 때문에 외부에서 섭취해야 하는 필수아미

[표 3] 가수분해된 집누에 실크 피브로인의 아미노산 조성(1천 분의 구성 비중치)

아미노산	함유량	아미노산	함유량
글리신(Glycin)	445	페닐알라닌(Phenylalanine)*	6
알라닌(Alanine)	293	로이신(Leucine)*	5
세린(Serine)	121	아르기닌(Arginine)	5
티로신(Tyrosine)	52	리진(Lysine)*	3
발린(Valine)*	22	프롤린Proline)	3
아스파라긴산(Aspartic acid)	13	시스틴(Cystine)	2
글루타민산(Glutamic acid)	10	히스티딘(Histidine)	2
트레오닌(Threonine)*	9	트립토판(Tryptophan)*	2
이소로이신(Isoleucine)*	7	메티오닌(Methionine)*	1

* 필수아미노산

노산(발린, 로이신, 이소로이신, 트레오닌, 리진, 메티오닌, 페닐알라닌, 트립토판)은 약 6% 포함된다.

이렇듯 실크의 단백질은 영양학적으로도 우수하기 때문에 식품소재로서 가능성이 있다. 더욱이 여러 종류의 아미노산을 포함하고 있으면서도 지방이나 탄수화물 등이 극소량이어서 현대인에게 이상적인 영양원이 될 것이다.

현재 식품으로 이용되고 있는 실크 피브로인의 아미노산 함량을 조사한 결과는 표 4와 같다. 효소가수분해 분말의 경우 유리 아미노산 함량은 68.9%로서 산가수분해 분말의 경우에 비해 적은 반면, 기능성 펩타이드의 비율은 31.1%로 현저히 높았다.

[표 4] 실크 피브로인 분말의 유리아미노산 함량 비교

아미노산	산(HCl)가수분해	효소가수분해
글리신(Glycine)	42.9	28.9
알라닌(Alanine)	30.4	23.7
세린(Serine)	12.2	11.0
티로신(Tryosine)	4.8	4.1
발린(Valine)	2.5	1.2
계	92.8	68.9
기능성 펩타이드	7.2	31.1

활성산소란?

활성산소라고 하면 최근 텔레비전 건강프로에서 반드시 언급되고 있을 만큼 광범위하게 알려져 있지만, 실상 그것은 세포와 미생물보다 미소한 분자와 원소의 전자세계로서 고성능의 전자현미경으로도 추적하기가 불가능하다. 눈에 들어오는 것은 바로 믿지만, 보이지 않는 것은 믿으려 하지 않는 우리들의 행동양태로 볼 때 충분히 무시당할 만한 존재인 것이다.

이러한 활성산소의 존재가 확인된 것은 양자론(量子論)에 의해서인데, 이 이론은 물질의 전체를 전자(電子) 수준에서 해명하는 학문으로 근년에 들어 급속히 발전한 것이다. 이제는 생물

현상도 양자론으로 해명되고 있는데, 생물현상에 속하는 병 문제에 이르자 우리 관심의 주목적은 자연히 활성산소가 되었다. 여기서 양자라고 하는 말을 간단히 설명하면 전자, 중성자(中性子), 양자(量子), 광자(光子) 등으로 진동, 움직임으로 자연을 지배하고 있는 것이다.

이 양자를 추적하는 것은 곤란하지만 우리들이 이들을 이용하고 있는 한 전혀 무관한 세계의 이야기는 아니다. 요컨대 활성산소라 불리우는 분자는 인간에게 원기를 주는 산소와 같은 것으로 생각할 수 있다. 이것이 없다면 생존할 수 없지만 과잉되어 중화하지 못할 때는 확실히 해를 끼치기 때문이다.

활성의 의미는 혼자서는 불안정한 분자, 즉 반드시 무엇과 결합을 해야만 안정한 분자로 된다는 것이다. 현재 활성산소로 불리는 분자는 9종류가 있지만 이들을 총칭하여 부르는 이름이 활성산소이다. 양자생물학 연구에서는 이 활성산소가 우리 인간의 노화와 200여 종이나 되는 질병의 궁극적 원인이라고 주장하고 있다. 이러한 활성산소의 존재를 확인한 것은 1980년대지만, 정보로서는 그 이전부터 인식되고 있었다고 생각한다.

그러나 의료현장에서는 이러한 구체적인 내용이 환자에게까지 전해지지 않고, 전해지더라도 그것을 믿게 하는 일에 무리가 따른다. 그런 점에서 본서를 읽어 활성산소의 존재를 인식한다면 독자 스스로 건강에 유의할 수 있고, 현재 앓고 있는 병도 개선할 수 있다.

활성산소를 이해하게 되면 누구나 식생활을 먼저 고려하지만 그렇다고 섣불리 외부대책에만 빠지는 것은 옳지 않다. 식품소재에서 얻을 수 있는 항산화물질도 중요하지만 독성이 강한 활성산소를 생성하는 파동(방사능 등 유해전자파)을 방어하거나 생체 내 과잉전자를 모으는 물질이 보다 중요하기 때문이다.

활성산소라 부르는 분자들은 하이드록실 라디칼($\cdot$OH) 과산화 아니온라디칼(O_2^-), 과산화수소(H_2O_2), 일중항산소($^1O_2$), peroxy 라디칼($\cdot$OOH), 일산화질소(NO), 수소라디칼($\cdot$H), 과산화지질 수화전자 등이며 그 생성은 주로 생체 내에서 이루어진다. 또한 호흡하는 산소 중에도 약간 함유되어 있지만 환경악화로 그 양이 증가하는 것과 우리 주변의 전자기기 등에서 나오는 전자파, 전자파에 의해 생체 내 물분자가 파괴되어 독성이 강한 활성산소($H_2O \rightarrow \cdot OH \cdot H$ 또는 $H_2O + O_2 \rightarrow \cdot OH \cdot OOH \cdot H$)의 생성에 관여한다. 그 예로서는 암치료에서의 방사선과 흉부-X선, CT 등은 말할 것 없고 우주선, 전자전기, 기기 등에서 누출되는 전자파 등이 크건 작건 모두 영향을 준다.

요컨대 앞에서도 설명한 것처럼 활성산소가 단백질 및 DNA

등과 마주치면 그 수소 결합이 절단되어 원래의 기능을 할 수 없으므로 인체에 매우 해롭다.

활성산소가 생체 내에서 생성되는 기작의 예를 2~3가지 들어 설명하면, 생체는 체외에서 흡수한 산소와 체내분자가 연소하여 에너지를 얻고, 그 과정을 4회 반응한 후에는 물의 형태로 배설된다. 그 반응과정에서 활성산소인 과산화 아니온라디칼, H_2O_2, 하이드록실 라디칼 등을 2% 정도 생성한다.

당이 체내에서 반응하는 경우에도 복잡한 과정을 거쳐 10회 이상 반응하여 변신을 되풀이하고 그 과정에서 에너지를 얻는다. 때문에 당을 섭취하면 원기와 함께 활성산소가 생성되고 당은 최종적으로 유산과 에탄올로 배설된다. 단, 유산은 단단한 근육 중에 남아 응고하기도 한다.

이렇게 생체 내 반응에서는 반드시 산소가 사용된다. 그런 만큼 아무리 주의하더라도 최저 2%의 활성산소(형태는 여러 가지)가 생성된다는 점과 다량의 지질을 섭취하면 다량의 활성산소가 생성됨을 알아 둘 필요가 있다.

항산화 물질(Scavenger, Antioxidant)

우리의 식생활을 살펴보면 식품재료를 고를 때 흔히 특별한 건강식품과 영양제에 마음을 빼앗기는 경향이 있다. 그러나 가장 중요한 항산화 물질은 수용성 비타민C, 지용성 비타민E, 카로테노이드(Carotenoid), 폴리페놀(polyphenol) 등 식품에 있는 것이 흡수율도 높고 유효하다. 이들 항산화 물질은 효소의 도움이 있어야 활성산소를 중화할 수 있지만, 효소도 단백질이므로 활성산소의 공격을 받는 것은 마찬가지다.

항산화 물질은 녹황색 야채, 식물섬유와 어패류 등에 함유되어 있는데, 대부분의 영양사들은 이 점을 중요하게 생각하지 않는 것 같다. 식탁을 차릴 때 주체가 되어야 할 이들로는 구색만 맞추고, 구하기 쉬운 재료나 가공식품, 먹기 좋은 지방질의 재료들로 식탁을 차리기 때문이다.

본래 야채에 많이 함유된 비타민류는 최근 광합성 부족으로 함유량이 눈에 띄게 떨어지고 있는데, 반면 인체에 필요량을 섭취하는 데는 많은 양의 야채가 필요하다. 이렇게 먹는 양에 한도가 있는 상황에서 비타민C로 항산화 물질의 생체 내 반응을 설명해보겠다.

비타민C(아스코르빈산 $C_6H_8O_6$)가 활성산소(예: 과산화수소

H_2O_2)를 만나면 효소의 도움으로 비타민C의 수소 2개가 활성산소에 탈취당해 활성산소는 물(H_2O) 2분자로, 비타민C는 L-dihydro-ascorbine산으로 변신하여 배설된다. 특히 활성산소 중에는 독성이 강한 하이드록실 라디칼($\cdot OH$)이 있는데 우리 몸은 이것을 중화하는 효소를 가지고 있지 않다. 이 활성산소는 강력하여 세포벽을 가볍게 파괴한 후 세포내 유전자(DNA)를 공격하고 결국 DNA를 암화시키는 매우 두려운 대상이다. 참고로 이것을 생성하는 것이 발암물질과 방사능 등인 것으로 확인되고 있다.

이 활성산소의 생성 메커니즘을 좀더 극단적으로 기술해보면, 생체 내의 물(생체의 75%)이 방사능에 닿으면 물(H_2O)이 간단히 분해되면서 독성이 강한 수산화 라디칼($\cdot OH$)과 수소 라디칼($H \cdot$)을 생성한다. 방사능과 발암물질(강한 전자파를 가짐)이 두려운 이유가 바로 이 때문이다.

그렇다면 이 활성산소의 전자를 무엇으로 제거하고, 그 해를 최소한으로 막으려면 어떻게 해야 할까. 본서에서는 실크로 이러한 문제를 해결할 수 있다는 점을 밝히고 있다.

활성산소와 실크

노화도 병도 활성산소에 기인한다는 것은 앞에서 설명했지만, 좀더 구체적으로 말하자면 활성산소의 활동으로 단백질(근육과 뼈, 여기는 콜라겐이라는 단백질이 끈이 되어 형성되어 있다)과 핵산(DNA)에 무질서(disorder)가 생기면서 병이 발현되는 것이다. 단백질과 핵산은 아미노산과 염기로 복잡하게 결합해 있고 단백질은 아미노산의 쇄가 나선상으로 고치 구조를 하고 있는데 그것을 지지하고 있는 것이 H(수소결합)이다. 참고로 핵산은 염기로 연결되어 있는데 이것도 수소결합으로 지지하고 있다. 요컨대 단백질과 핵산이 활성산소와 만나면 특유의 수소결합이 절단되기도 하는데 이것이 곧 무질서의 원인이다.

실크가 이 맹독성의 활성산소를 저지할 수 있다는 점은 이미 앞에서 말했다. 그 이유를 설명하면 하이드록실 라디칼($\cdot$OH)과 수소 라디칼($\cdot$H)의 화학식을 보면 기호 앞에 ($\cdot$)의 EP가 있는데, 이것은 전자를 나타내는 것으로서, 이 전자가 매우 활발히 활동함으로써 제거되어야지 식품 및 효소로는 어떻게 할 수가 없다. 그런데 이 전자를 탈취하여 제거시키는 것이 실크이다.

그렇다면 실크의 무엇이 전자를 탈취할 수 있을까. 견에는 전자를 모으는 성질을 가진 함유아미노산(시스테인, 메치오닌)과

전자를 수취하기 쉬운 '세린' 이라는 아미노산이 다른 단백질보다 월등히 많다. 양적인 면만 따지자면 다른 단백질은 견의 발바닥에도 따르지 못하는 형국인데, 이것이야말로 곤충에서 나오는 특유한 물질이라 생각된다. 단 미생물이 발효 작용하는 것에 대해서는 알려진 바가 없는데, 이들의 상세한 설명은 항을 달리하는 일이다.

어쨌든 의류는 우리의 피부에 늘 닿아 있는 것인 만큼 그 소재 선택의 중요성은 두말할 필요가 없다. 실크의 경우, 다소 값이 비싸긴 하지만 설명한 바와 같이 건강유지에 많은 도움을 줄 수 있으므로 결론적으로는 경제적이라고 할 수 있다. .

함유(含硫) 아미노산과 세린의 성질

함유아미노산(메치오닌, 시스테인)이 황(S)을 함유한 화합물이라는 사실은 앞에서 이미 설명했다. 아미노산이라고 하는 것은 20종류로서 수소, 산소, 탄소, 질소의 화합물이 주요 성분이지만 2종류만은 함유아미노산(황원소 1개 붙어 있음)을 가지고 있고 이들 아미노산과 결합하여 단백질로 된다. 그 단백질은 필요로 하는 기능에 따라 아미노산의 결합순서 및 함량이 다르며,

그것은 포유류와 곤충에서도 차이가 있다. 이 단백질 중에 있는 함유아미노산은 총량으로서도 전 중량의 1% 미만이지만 그 근소한 양의 함유아미노산이 생명유지에서 중요한 역할을 한다. 그 하나는 방사선에 의한 장해를 방어하는 작용으로, 소량의 방사선일지라도 인체에 확실히 장해를 줄 수 있다는 점은 널리 알려져 있는 사실이다. 이렇게 위험한 방사선은 원자로에서만 나오는 것이 아니다. 심지어 태양광에서도 나오므로 생명체라면 일상에서 확실히 노출되어 있지만 다행히 생물도 식물도 함유아미노산을 가지고 있어서 방사선 장해를 막고 있을 뿐이다.

그 외에도 인위적으로 방사선을 사용하는 경우, 예를 들면 암 치료에서 코발트에 의한 방사선이 바로 그것인데, 이는 암세포와 함께 정상세포까지 파괴한다. 따라서 장시간의 사용은 어렵고 극히 짧은 시간의 사용을 되풀이 하곤 하는데, 그러는 중에도 정상세포가 손상을 입는다. 암 치료 후에 글루타치온을 다량 복용시키는 이유가 여기에 있다.

글루타치온이 어떠한 화합물인가를 생화학 사전에서 찾아보면 아미노산의 글루타민산, 시스테인, 글리신의 화합물로서 함유아미노산의 하나인 시스테인이 함유되어 있다. 요컨대 글루타치온에서 시스테인이 유효 작용하고 있다는 사실이 증명되어 있으므로 이것으로 방사선 장해를 최소한 줄인다고는 하지만 정작

환자는 찢어지는 고통을 견디기 어려워한다.

방사선이 공포의 대상이라는 것을 현실적으로 나타낸 예도 있다. 방사선 치료를 받고 환부에 실크를 붙였는데 사용한 그 날부터 통증이 사라지고, 방사선 화상도 없어져 생활에 지장을 받지 않고 복직을 했다. 견이 방사선에 의한 단백질의 무질서를 급속히 회복시킨 좋은 예인 것이다.

함유아미노산은 유황화합물(아미노산)의 대표적인 성질을 갖고 있다. 즉 활성산소로 전자를 주기 쉽고 맹독의 하이드록실기 ($\cdot$OH)에서 전자를 받기 쉬운 성질을 가지고 있다. 이를 통해 함유아미노산의 전자가 하이드록실기에 옮겨 중화하는 작용을 하는 것이다. 그런가 하면 전자가 유황화합물, 특히 유황원자의 자리에 모이기 쉬운 성질도 갖고 있다.

이 두 가지 성질 때문에 함유아미노산이 중요한 것인데, 다행히 생체는 스스로 어느 정도의 대비는 하고 있다. 그러나 현대 사회는 활성산소 내의 맹독 하이드록실 라디칼 등을 인위적으로 생성시키는 환경이므로 생체 내 필요량은 여전히 절대적으로 부족하다. 물론 인류는 활성산소를 중화하는 효소, 즉 슈퍼옥시드디스뮤테이스(Superoxide dismutase; SOD)와 카탈레이스(Catalase) 및 글루타치온 퍼록시데이스(Peroxidase)로 불리우는 효소를 가지고 있지만 이들은 과산화 음이온라디칼과 과산화지질은 중화할 수 있어도 하이드록실 라디칼은 중화할 수 없다.

더 심각한 점은 인체가 중년을 넘길 즈음 개인차는 있지만 중화효소가 급격히 감소하고, 이것이 노화 및 병의 발현으로 나타난다는 사실이다. 게다가 효소의 중화능력에는 분명한 한도가 있는데 계속해서 지질 등의 식품을 과잉 섭취하여 체내에 남기거나 활성산소에 노출되고 있다.

문명의 발전과 함께 인류가 자발적으로 일으키는 문제인 만큼 무조건 멀리 할 수만은 없고, 대신 실크와 같은 방지책을 강구하는 것이 더 현명한 방법이라 생각한다. 실크가 도움이 될 수 있는 것은 줄기에 함유아미노산과 세린이 다량 함유하고 있으므로 그 작용이 현저히 나타날 수 있기 때문이다. 이 점은 우리들이 흔히 행하는 온천 치료를 생각하면 한결 이해하기가 쉽다.

오늘날 신경통, 상처, 피부염 외에 원폭증과 암 치료에도 온천이 이용되고 있는데 그 치료 효과의 근원이 유황화합물의 작용, 다시 말해 실크의 그것과 같다는 점을 주지해야 한다. 그러므로 실크를 상시 붙이고 있으면 늘 온천에 담그고 있는 것과 마찬가지의 효과를 얻을 수 있는데, 현실상 온천은 24시간 담그고 있기 어려우므로 실크가 단연 유리하다고 말할 수 있다. 또 유황이 효과가 있다고는 하지만 무엇이든 과잉은 확실히 해를 줄 수 있기 때문에 온천처럼 인공적으로 유황을 피부에 접촉시킨다든가 입욕제에 첨가하는 것은 자칫 생체의 손상을 불러올 수도 있다.

그러나 세린은 효소의 주역으로서, 시스테인 등의 전구체(다른 화합물의 원료도 되는 화합물)이기도 하지만 함유아미노산 다음으로 LUMO(전자 궤도가 최저공궤도)가 낮기 때문에 활성산소의 전자를 받기 쉽고 활성산소를 중화시킬 수 있다. 여기서 LUMO가 낮다는 말은 생체 내에서 생성된 불안정한 전자를 잡아당기는 성질이 가장 낮다는 뜻이며 대표적인 물질이 시스테인이다.

4

실크와 미인

실크의 위생성

피부는 호흡을 하고 있기 때문에 우리가 느끼지 못하는 중에
도 항상 수분을 발산하고, 이렇게 수분을 발산함으로써 체온을
조절한다. 따라서 흡습성과 방습성이 좋지 않은 소재로 만든 옷
을 입으면 발생한 땀이 공기 속으로 날아가는 속도가 적당하지
않아 피부가 늘 축축한 상태, 즉 불쾌감을 느낀다.

특히 이 같은 상태가 온도변화가 크거나 냉방이 된 환경에서
일어난다면 건강에 해로울 수 있다. 일반적으로 흡습성이 좋다
고 알고 있는 면직물과 실크를 비교해 보면 표 5와 같다.

표5와 같이 실크의 흡습성은 면직물의 약 1.4배이다. 방습 속
도에서도 면이 60분간 방출하는 수분의 양을 실크는 40분만에

[표 5] 면직물과 실크의 흡습성

측 정 항 목	면	실크
흡습성(20℃, 60% RH)	8.5%	12%
습기방출 속도	60분	40분

방출한다. 실크는 면보다 많은 양의 수분을 흡수하면서 면보다 빠른 속도로 방출할 수 있는 섬유인 것이다. 한 사람이 하루 동안 발산하는 수분의 양은 2*l* 나 되기 때문에 방출이 빠를수록 피부에 좋다. 그리고 실크는 보온성에서도 면을 앞선다. 극미세섬유(마이크로피브릴)의 집합체로 되어 있어 틈새에 공기를 많이 함유하고 있는데, 공기가 열을 잘 전달하지 않기 때문이다. 열전도율이 낮은 공기를 많이 보유함으로써 자연히 보온성이 좋은 것이다.

이와 같이 실크는 피부를 적당히 윤기 있게, 청결하게 유지시켜 준다. 또한 정전기가 발생하지 않는 특성이 있어 입었을 때 혈액의 알칼리성이 과도하게 상승하는 것을 방지한다. 실크를 입으면 다른 섬유보다 신체 스트레스를 적게 받는 것이다.

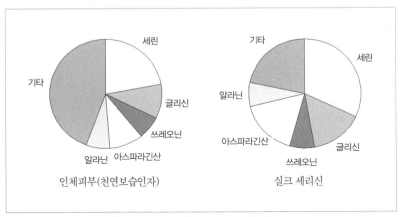

세린
글리신
쓰레오닌
아스파라긴산
알라닌
기타
인체피부(천연보습인자)

기타
세린
알라닌
글리신
아스파라긴산
쓰레오닌
실크 세리신

[그림 31] 세리신과 인체피부의 아미노산 조성 비교

인체 피부와 유사한 성분

그림31에서와 같이 비단실이 표면을 감싸고 있는 세리신 단백질은 인체 표피의 천연보습인자(NMF)와 극히 비슷한 아미노산 조성으로 되어 있다. 또 비단실의 섬유질인 피브로인 단백질의 조성은 양모섬유의 케라틴 단백질과는 달리 인체 피부의 콜라겐과 유사한 것으로 조사되었다(표6).

이와 같이 비단은 탁월한 흡습성, 방습성과 더불어 사람의 피부와 유사한 구조를 갖고 있기 때문에, 인체의 제2 피부로서의 역할을 잘 담당할 수 있을 것으로 생각된다. 요컨대 비단옷과 비단

입고 먹고 바르고 마시는 실크 건강법

침구는 나날이 심해지는 공해로 피부를 둘러싼 환경이 점점 나빠
지는 가운데 우리의 건강을 지켜주는 좋은 재료가 아닐 수 없다.

[표 6] 인체 피부, 실크, 양모단백질의 아미노산 조성(단위 : 백분율)

아미노산 종류	인체피부(콜라겐)	실크(피브로인)	양모(케라틴)
글리신	32.4	32.5	5.5
알라닌	11.5	25.9	4.3
바린	2.4	1.3	5.7
로이신	2.5	0.6	6.3
이소로이신	1.0	0.8	4.5
페닐알라닌	1.3	1.0	4.1
프로린	12.5	0.5	6.8
세린	3.7	12.2	10.2
쓰레오닌	1.8	1.0	7.2
티로신	0,.4	10.6	5.5
시스틴	-	0.1	10.5
메치오닌	0.7	0.9	0.6
아스파라긴산	4.7	1.4	6.8
글루타민산	7.8	1.3	14.5
리신	2.7	0.4	3.3
히스티딘	0.5	0.3	1.2
알기닌	4.9	0.8	9.8
트립토판	-	0.3	1.9
Total	90.8	91.9	108.7

비단옷이 피부질환을 치료한다?

비단옷이 건강에 좋다는 것은 잘 알려져 있지만 최근 임상실 험을 통해 피부병을 비롯한 몇 가지 병에 치료효과가 뛰어나다 는 사실이 밝혀졌다. 중국 항주시에 있는 전국 견직물과학정보 센터라는 연구단체에 의해 지난 1987년에 발표된 연구결과를 보자.(표 7)

이 자료는 중국의 절강의과대학 서안의과대학병원에서 30명 의 의사와 연구자가 6~12개월 동안에 걸쳐 283개 피부병 증상 에 대한 임상실험에서 비단속옷을 환자에게 입혀 얻은 결과이 다. 연구결과 85세 노인이 30년 이상 고생한 전신 피부가려움증

[표 7] 비단옷을 입으면 각종 피부질환이 치료된다

(중국 항주시 전국 견직물과학정보센타, 1987)

병 원 명	주요 피부질환	환 자 수	유효율%
절강의대 부속제일병원	노인성 전신 피부가려움증	40	100
서안의대 부속제이병원	하반신 가려움증	44	80
절강의대 부속중의원	다발성 피부질환	120	83
절강의대 부속산원	여성 국부 가려움증	29	86
	임신기 가려움증	10	100
절강의대 부속제이병원	소아땀띠	40	85

※ 주 : 절강의대 부속 중의원의 다발성 피부질환자 120명은 피부 가려움증세 환자 120명, 만성습진 환자 13명, 과민성 피부염 환자 24명, 신경성 피부염환자 17명, 기타 질환자 7명임.

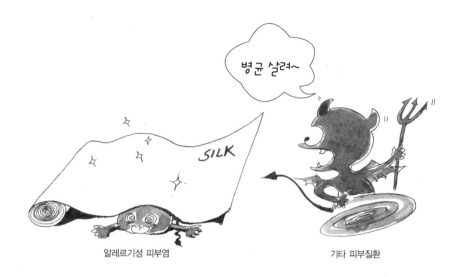

병균 살려~

SILK

알레르기성 피부염　　　　　　　　기타 피부질환

이 40일 이내에 치료되었으며, 노인성 전신 피부가려움증은 40명의 환자 전원이 치료되었다. 여성의 국부 가려움증은 86%가, 임신 중의 가려움증은 100%가 증상에 따라 40일 이내에 치료되었고 어린아이들의 땀띠는 85%가 치료되었다고 발표하고 있다.

이와 같은 결과에 대해 해당 의과대학 연구팀은 단백질 섬유인 비단이 18종의 아미노산으로 구성되어 있고, 이 아미노산은 사람의 피부에 없어서는 안 되는 성분으로, 비단옷이 피부에 닿으면 피부세포의 활력이 증진되고 혈관의 경화를 억제하며 노화를 방지한다고 설명했다. 이는 실험 결과만 봐도 알 수 있다.

일본에서는 치질로 고생하는 여자(47세)가 명주옷을 3개월

동안 입고 나았다는 연구결과(濟藤 院, 1994)가 있는데, 비단옷이 피의 흐름을 원활하게 하고 하복부와 항문부분의 피부호흡을 활발하게 만들었기 때문이라고 설명하고 있다. 이밖에도 비단속옷을 입으면 방광염과 생리통을 방지할 수 있다고 하며(가와무라 교수), 냉증이 있는 여자가 비단속옷을 입어 치료되었다고 (오시꼬 클리닉) 하는 등 각종 피부염 치료사례가 발표되었다. 필자도 실크양말을 착용한 후부터 하절기만 되면 특히 심하던 무좀이 사라진 것을 체험하였다.

실크의 피부 보호 기능

실크 분말이 피부에 좋은 이유로는 자외선 차단능력 외에 보습 능력을 꼽을 수 있다. 피부가 항상 촉촉하고 보들보들한 상태를 유지하기 위해서는 적절한 양의 수분이 표피에 있어야 하는데, 피부표면에 붙은 실크성분이 피부가 요구하는 수분을 유지시켜 준다. 또한 피부에는 콜라겐이라는 물질이 있는데, 이 물질이 피부조직을 만들고 수분을 공급하는 일을 한다. 실크에는 이 콜라겐이 하는 일을 활발하게 하는 성분이 있어 피부의 노화를 방지해 준다. 주름이 생기거나 피부가 늘어지는 것을 막아 주는 것이다.

그런가 하면 티로신(tyrosine)과 같은 아미노산을 함유하고 있어 자외선을 차단하며, 이로써 주근깨와 기미가 생기지 않게 해 준다. 결국 실크는 탁월한 보습력으로 피부에 윤기를 주고, 노화를 방지하는 등 항상 부드럽고 매끈한 피부를 유지하게 할 수 있다.

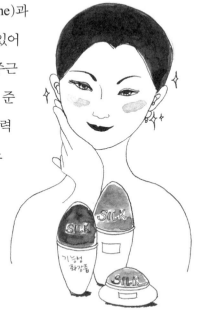

최근 국내에서 실크의 이런 특성을 이용하여 보습성이 탁월한 기능성 화장품을 개발, 시판했는데, 보습성이 일반 화장품보다 50% 이상 높아 호평을 받고 있다.

실크 입욕제

예로부터 미인의 고운 피부를 '비단결' 같다는 말로 나타냈는데, 분말로 된 실크를 목욕할 때 사용하면 말 그대로 비단결 같은 피부를 얻을 수 있다. 동서고금을 통해 여성들은 미용에 많은 관심을 기울여 왔으며 최근에는 몇몇 선진국에서 실크 입욕제가 개발되어 시판되고 있다.

실크 분말 입욕제를 사용하는 방법은 우선 욕조에 몸을 담가 전신을 이완시킨다. 그 다음 실크 분말을 넣어야 하는데, 너무 적게 넣으면 효과가 제대로 나타나지 않으므로 물의 양을 반 정도로 줄인 상태에서 넣은 후 다시 입욕한다. 그 후에 샤워하고 씻어내면 피부가 놀랄 만큼 부드럽고 매끄러워진다. 특히 추운 겨울에 40℃ 정도의 물에 실크 분말을 넣어 사용하면 43℃ 정도의 체감온도를 느끼게 되므로 보온효과를 보며 목욕할 수 있다.

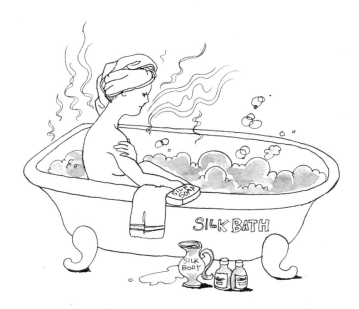

관 련 기 사 다 시 읽 기

농업인신문 2000년 8월 20일

누에고치로 기능성비누 만든다
보습성 탁월 · 주름발생억제 효과

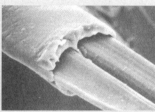

사진은 누에고치실의 단면도. 외층은 세리신, 내층은 2본의 피브로인으로 구성돼 있다.

농진청 잠사곤충부 이용우 박사팀은 누에고치로부터 비단을 만드는 과정에서 버려지는 세라닌이라는 단백질을 효율적으로 순수 분리하는 데 성공해 피부친화적인 실크미용비누를 만들어 다음 달 중 시판한다고 밝혔다.

세리신 단백질은 세린, 글리신, 스레오닌, 아스파라긴산, 알라닌 등 피부구성 아미노산과 유사한 아미노산이 풍부하고, 수용성과 보습성이 탁월해 기능성 화장품 원료로 적합한 것으로 알려졌다. 특히 실크 단백질은 피부친화성 외에도 자외선 차단능력이 우수하고, 주름발생을 억제하는 콜라겐의 대사를 활발하게 해 피부의 노화억제에도 효과가 있는 것으로 나타났다.

이번 개발로 정련공장 폐수로 버려져온 실크 단백질을 재활용할 수 있게 됐고, 양잠농가들에게도 간접적인 소득증대 효과를 가져다 줘 비단의 부가가치를 올릴 수 있을 것으로 기대된다.

기능성 실크비누는 국내업체와 사전 실시 계약을 체결, 본격적인 생산에 들어가 빠르면 다음 달 시판에 들어갈 것으로 예상되고 있다.

화학물질의 남용과 그에 따른 환경오염이 심화되고 있는 오늘날, 화학물질이나 인공첨가물이 들어가지 않은 천연 재료 실크 분말로 목욕을 한다는 것은 미용과 환경이라는 두 마리 토끼를 동시에 잡을 수 있는 아이디어라고 할 수 있다.

실크 세리신 미용비누

고치실을 감싸고 있는 실크 세리신 단백질은 실에 해당하는 실크 피브로인 단백질과 달리 세린(serine) 등 친수성 아미노산이 많이 들어 있어 보습제로 적합하다.

세리신은 고치실의 단백질 중 25%나 차지하는데, 이것을 모아 이용할 수 있다면 수질오염은 물론 단백질 자원의 이용이란 면에서 일석이조의 효과가 있다. 특히 최근에는 동충하초를 생산하고 버려지는 누에고치를 이렇게 이용하여 농가 소득증대에도 한 몫을 하고 있다.

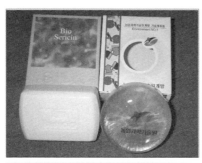

[그림 32] 실크 세리신이 함유된 기능성 고급 미용비누

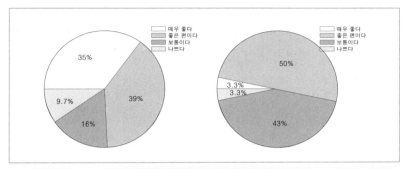

[그림 33] 실크 세리신 미용비누의 관능검사
(좌 : 보습성, 우 : 세안 후 화장 유무)

그림 32는 실크 세리신 단백질을 넣어 만든 고급 미용비누다. 이 비누의 장점은 보습성은 물론 실크와 같은 부드러운 감촉, 세안 후 화장이 잘 받는 것이다(그림 33).

실크 화장품

인간, 특히 여성들은 누구나 아름다워지기를 원할 것이다. 실크의 우아하고 고급스러운 이미지야말로 모든 여성의 소망과 부합하는데, 이와 가장 잘 어울리는 것이 바로 화장품이다. 고치실을 감싸고 있는 단백질 중, 피브로인의 성분은 세리신과 더불어 대표적인 피부 친화성 물질로 이용될 수 있는데 농업과학기술원 잠사곤충부 소재

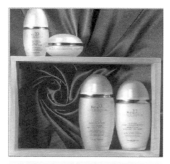

[그림 34] 실크 화장품

응용연구실에서는 실크 피브로인 성분을 용해, 순수 분리하여 산업화하는 데 성공했다. 이것으로 국내 유수의 P사와 소재 개발 연구를 하였고, 그림 34과 같은 기능성 화장품을 만들어 냈다.

실크 피브로인의 성분 중 보습력과 콜라겐 생성을 촉진시키는 물질을 분리하여 화장품의 메인 원료로 적용하였는데, 그 결과 그림 35에서와 같이 보습력이 최고 50%까지 증가된 기능성 화장품을 개발할 수 있었다. 동물 실험 결과 콜라겐은 45% 증가되었음이 확인되었다.

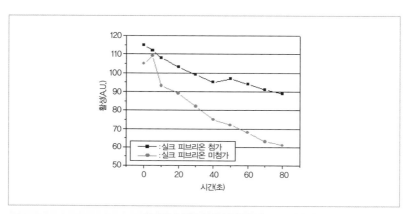

[그림 35] 피부 보습효과

실크 염모제

실크 단백질을 이용한 피부 친화형 소재를 머리 염색약에 적용한 것으로, 실크 단백질의 피부 친화성과 더불어 염료 침투력 향상을 목표로 하였다. 현재 시판되고 있는 염모제 대부분이 각종 화학 합성약품으로 구성되어 있고, 실크 단백질이 첨가된 염모제는 피부 부작용 완화 및 감소 등의 효과를 기대할 수 있으므로 가능하리라 생각된다.

독자들도 시판되고 있는 염색약을 사용함으로써 오는 부작용을 한 번쯤은 경험했으리라 생각되는데, 이는 피부가 약해서 오는 부작용을 포함해 강알칼리 계통의 염색약 사용 때문에 발생한 것이다. 어쨌든 염모제로 인한 머릿결의 손상이 가속화되고 있는 만큼 사용자 대다수는 새로운 타입의 두발 염모제가 개발되기 바랄 것이다. 농업과학기술원 잠사곤충부 소재응용연구실에서는 액상실크 및 울 단백질을 이용한 피부친화형의 새로운 모발 염모제를 개발하는데 성공했다. 현재 국내 유수의 D업체와 공동연구 개발하여 특허출원 중에 있으며, 아마도 이 책을 읽을 때쯤이면 제품화가 되어 있을 것이다.

5

신비한 실크의 효능

콜레스테롤 억제 작용

중장년층을 어느 날 갑자기 '불귀(不歸)의 객(客)'으로 만드는 각종 혈관질환의 원인이 바로 고혈압이다. 그런데 고혈압을 일으키는 대표적인 요인은 다름 아닌 콜레스테롤의 상승이다. 핏속에 콜레스테롤이 증가하는 것은 파이프 속에 녹이 쌓여가는 원리와 같아서 각종 혈관질환을 예방 또는 치료하기 위해서는 반드시 핏속의 콜레스테롤 농도를 낮춰야 한다는 것이 밝혀졌다.

히라바야시 박사는 실험을 통해 가수분해된 실크가 콜레스테롤을 낮추는 것을 확인하였다. 콜레스테롤이 많이 함유된 사료를 10일간 먹인 2마리의 쥐 가운데 1마리에게는 계속 같은 것을 주고, 나머지 1마리에게는 사료의 5%에 가수분해된 실크를 넣

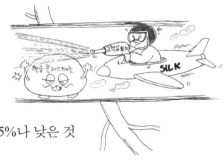

어서 먹여본 결과, 실크를 섞어 먹인 쥐의 콜레스테롤 농도가 그렇게 하지 않은 쥐에 비해 약 25%나 낮은 것으로 측정되었다.

농과원 잠사곤충부에서도 이와 같은 시험을 실시하였다. 즉 동맥경화를 일으킨 쥐에게 실크 분말을 먹인 결과, 먹이지 않은 쥐에 비해 총 콜레스테롤 함량이 30% 정도 감소됨을 확인하였다. 부경대 최진호 박사 역시 쥐 간장의 산화적 스트레스 및 세포막 유동성에 미치는 실크 피브로인의 영향에 관해 연구했다. 그

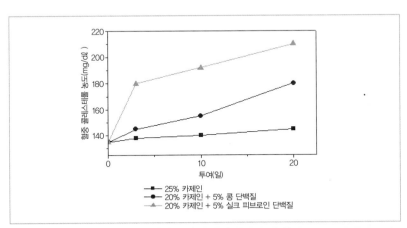

[그림 36] 실크 분말은 핏속의 콜레스테롤이 높게 올라가는 것을 막아준다(히라바야시. 1992).

결과 실크 피브로인이 간장조직의 콜레스테롤 침착을 억제하면서 세포막 유동성을 매우 효과적으로 증가시켰고, 강력한 활성산소의 생성 억제작용으로 간장조직의 산화적 스트레스를 억제, 성인병 및 노화를 효과적으로 방지할 수 있다는 사실이 밝혀졌다.

인슐린 비의존형 당뇨병 억제 작용

당뇨병은 췌장에 있는 랑겔한스섬의 베타세포가 인슐린 분비 기능을 제대로 수행하지 못해 발생하는 병이다. 당분의 흡수를 유도해 주는 인슐린이 부족하면 당분의 흡수가 원활치 못해 많이 먹게 된다. 이때 미처 흡수되지 못한 포도당이 발생하고, 그것은 친수성이 매우 강한 물질이므로 물을 많이 마시게 되며 그로 인해 소변의 양이 증가한다. 이 같은 증상을 나타내는 당뇨병은 백내장, 고혈압, 뇌졸중, 중풍, 관절염, 발끝이 썩어 들어가는 질병 등 온갖 합병증을 일으킨다.

실크 분말이 혈당을 떨어뜨리는 효과는 국내에서 최근에 확인되었다. 서울대학교 농업생명과학대학과 한림대학교 의과대학 연구팀은 실크로 만든 피브로인 펩타이드를 당뇨병 쥐에 투여하여 인슐린 의존형 당뇨병 쥐에서는 억제효과를 나타내지 않

았으나, 인슐린 비의존형 쥐에
서는 혈당량이 뚜렷하게 감
소한다는 사실을 알아낸 것
이다. 다시 말해 실크가 당뇨
병을 억제하는 효과를 가지고
있음을 입증하였고, 현재 계속
임상시험을 추진하고 있다.

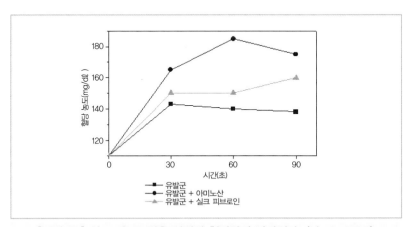

　　이와 관련해 중국에서도 인체
실험으로 실크 분말이 당뇨병을 억제하는 효과를 찾아냈다고 하
는데, 이와 같이 실크 단백질의 여러 가지 효과가 하나하나 밝혀
지게 되면 향후 그 수요가 점차 늘 것으로 생각된다.

[그림 37] 실크 피브로인을 먹이면 혈당량이 낮아진다. (남, 오 1995)

체내 알콜 분해 작용

체내에 섭취된 알콜은 간에 존재하는 알콜 분해 효소에 의해 아세트알데하이드와 효소반응 보조인자(NADH)로 대사된다. 이때 생성된 물질들이 산화되어야만 알콜을 섭취한 후에 나타나는 숙취를 제거할 수 있는데, 이 산화과정을 활발하게 하는 것이 간에 있는 글리코겐이다. 따라서 술을 많이 먹으면 간의 글리코겐이 많이 소비되어 부족하게 되고, 그렇게 되면 알라닌이 글리코겐으로 바뀌기 시작한다. 즉, 알라닌이 알콜 대사에 의해 생긴 아세트알데하이드와 효소반응 보조인자(NADH)를 분리하는 작용을 활발하게 하는 에너지원이 되는 것이다.

그런데 실크 분말도 술을 빨리 깨게 해주는 효과를 가지고 있다. 잠사곤충연구소에서 여러 종류의 실크 분말을 제조하여 실험한 결과 실크 분말이 간의 독성을 회복하는 효과를 밝힌 것이다. 즉 독성을 유발시킨 쥐에 실크 분말을 먹인 후 간 독성에 관계되는 물질들의 활성을 조사했는데, 실크 분말을 먹인 경우 그들 물질의 활성이 감소되는 것을 확인함으로써 실크 분말이 간 독성 회복에 탁월한 효과가 있음을 입증하였다.

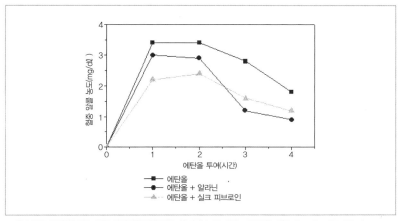

[그림 38] 실크 분말을 미리 투여한 다음 에칠알콜을 투여하면 핏속의 알콜 농도가 쉽게 올라가지 않는다. (히라바야시, 1990)

항산화 작용

우리의 호흡을 통해 몸속으로 들어 온 산소는 100% 배출이 되어야 정상이지만, 여러 가지 요인에 의하여 2-3% 정도가 몸 안에 머무르는 것으로 알려져 있다. 인체 내부 혹은 외부적인 요인에 의해 생성되는 유리기(free radical) 및 활성산소가 지방 중의 불포화 지방산을 산화시켜 과산화 지질을 생성하는데, 이것이 몸 안에 축적되어 장기 및 세포를 파괴할 수 있는 독성을 나타내는 것이다. 예를 들면 노화, 동맥경화, 암, 뇌졸중, 심근경색, 알레르기 등이다. 때문에 음식물이나 기타 부수적인 방법으

[표 8] 실크 단백질의 항산화 효과

시 료	TBA법(%)	DPPH법
산 가수분해 분말	49±1.8(91)	45.5
효소 가수분해 분말	47.5±0.9(88)	47.0
l-ascorbic acid(대조)	54.2±0.2(100)	

로 이러한 항산화 물질을 제거할 필요가 있는데, 농업과학기술원 잠사곤충부에는 실험을 통해 실크 단백질에 항산화 작용이 있음을 밝혔다. 표 8에서 보는 바와 같이 대조로 사용한 비타민 C (l-ascorbic acid)를 100으로 환산할 때 최고 91%의 항산화 능력을 나타내었다.

콜라겐 생성 작용

예로부터 화상을 입었을 때, 누에고치를 태운 재를 참기름에 개어 환부에 바르면 쉽게 낫는다고 알려져 있다. 그 효과가 과학적으로 검증되지는 않았지만 아직도 민간요법으로 이용되고 있다. 실크 성분은 과연 화상치유에 얼마나 효능이 있을까. 농업과학기술원 잠사곤충부 (여주홍 박사 등)의 창상피복용 실크 피브로인 단백질 막 제조에 관한 최근 연구 결과를 보자.

인체가 화상을 입었을 때 체액이 과도하게 흘러나오거나 다른 균에 의한 2차 감염을 방지하기 위해 사용되는 것이 창상피복제(인공피부)인데, 창상피복용으로 개발된 견피브로인 단백질 막은 두께 0.4mm, 함수율 60% 및 수분투과성 550~600/㎡/day의 물리적 성질을 지닌다. 그런 만큼 견피브로인의 특징인 수용성의 무정형 구조를 이용하면 피부의 결손부위에서 나오는 삼출액을 서서히 흡수하여 상처 표면에 막을 형성하고, 상처부위에서 섬유 모세포와 콜라겐 형성을 촉진하여 좌우 재생효과를

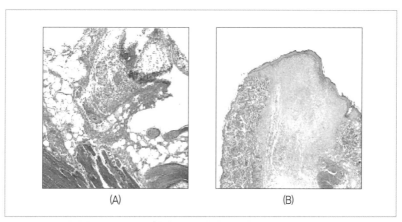

[그림 39] 실크 피브로인 막을 이용한 동물 창상 피복 효과
(A: 미처리 피부단면, B: 처리 12일 후 피부단면)

높일 수 있다. 견피브로인 막이 생체적 적합성, 물리적 성질, 함수능력, 수분투과성 등에서 우수한 효과를 보이며 창상피복제로 아주 적합함이 입증된 것이다.

실제로 화상을 입은 쥐에 스폰지형의 실크 창상피복제를 적용한 결과, 그림 40에서 보는 바와 같이 상처를 입은 피부 표면이 12일 후 거의 다 회복되었다.

이와 같이 실크의 효과는 최근에 와서야 밝혀지고 있는데 우리 선조들은 그 옛날 어떻게 이러한 지혜를 얻었는지 실로 경탄을 금할 수 없다.

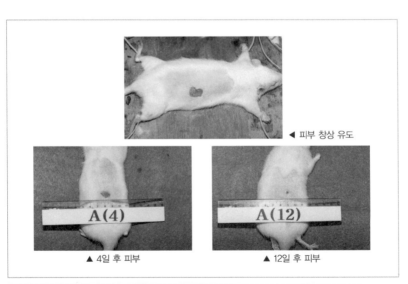

◀ 피부 창상 유도

▲ 4일 후 피부

▲ 12일 후 피부

[그림 40] 실크 피브로인 스폰지 복합체 막에 의한 창상 피복효과

문화일보 2002년 1월 23일

'먹고 바르는 실크시대' 우리가 연다

농진청 소재연구실 '실크 단백질 연구' 잇단 개가

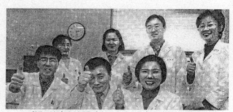

'입는 실크'의 시대를 '먹고 바르는 실크'의 시대로 전환시킨
농촌진흥청 잠사곤충부 소재응용연구실 이광길(앞줄 가운데) 실장과 연구진들.

누에고치서 신물질 추출

소재응용연구실에서는 최근 누에고치에서 보습효과가 뛰어나고 인체의 섬유성 단백질인 콜라겐(collgen) 생성을 촉진시키는 기능성 물질을 추출, (주)동성제약에 기술 이전을 실시해 실크 화장품을 만들어냈다. 기술 보안 때문에 정확한 성분과 기능을 밝힐 수는 없지만 각종 성인병 치료에 효능이 있는 물질 추출이 완료돼 특허출원중이라고 이실장은 밝혔다.

먹는 실크는 이미 지난 99년 개발이 완료됐다. 하지만 이실장은 지금까지의 연구실적은 그야말로 '새발의 피'라고 강조한다.

화장품 등 활용 무궁무진

소재응용연구실에는 기능성 실크 단백질에 대한 문의와 공동연구, 활용방안을 묻는 기업체의 전화가 하루에도 몇 통씩 걸려온다.

6

실크 단백질을 이용한
첨단 Bio 소재 개발

진단용 감지장치(바이오센서)

진단용 감지장치는 여러 가지 혼합물 가운데 우리가 원하는 물질을 감지해 내는 첨단 장비로서 의료, 환경, 식품, 치안 등 여러 분야에서 유용하고 다양하게 쓰일 수 있다. 우선 선진국을 중심으로 상업화가 시도되었던 장치들은 주로 항원 항체반응을 이용한 제품이 많았으나, 최근에는 '바이오 칩'이라는 한 세대 앞선 기술원리를 바탕으로 의료·생물공학 분야에서 실용화가 진행되고 있다.

이러한 진단용 감지장치를 만들 때, 핵심적인 기술은 무엇보다 효소(enzyme)라는 단백질의 성질의 이용인데 그 중에서도 효소가 도망가지 못하게 하는 지지 물질이 중요하다고 할 수 있

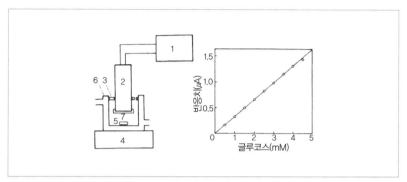

[그림 41] 실크 피브로인 막을 이용한 GOD 센서
(Demura et al, IJIE 4(1), 2002)

다. 그런데 바로 실크 단백질에 이러한 물질이 들어 있다. 구조 변환을 통해 효소를 도망가지 못하게 붙들어 맬 수 있는 특성을 가지는데, 현재 실용화 단계에 와 있는 대표적인 효소로서는 글루코스옥시다제(GOD)가 있으며 이 효소는 당뇨병의 진단 또는 치료시에 혈당치를 나타내는 효소이다. 또한 GOD 이외에도 리파제(lipase), 인버타제(invertase) 및 알카리포스파제(alkaline phosphase) 등의 효소는 화장품 및 공업용 등에 유용하게 활용할 수 있어 다양한 용도로의 활용이 기대된다. 그 간단한 원리를 그림 41에 나타냈다.

수술용 색전물질

색전(塞栓)물질은 어떤 물질을 이용하여 피를 응고시켜 주는 물질이거나 피의 흐름을 차단해 주는 물질이다. 갑작스런 뇌출혈 등 응급을 요하는 부분에 사용할 수 있기 때문에 환자 신체의 다양한 구조와 생체기능에 부합되어야 한다. 만약 조그마한 실수나 문제만 있어도 치명적인 결과를 초래할 수 있으므로 그 개발이 지극히 까다롭고 위험하다. 현재 임상에서 사용되고 있는 색전 물질로는 젤 형태(gel form), 에탄올(ethanol), 코일(coil), 폴리비닐알콜 형태(PVA form), 글루(glue) 등이 있다. 견피브로인 단백질은 제조하는 방법에 따라 우수한 혈전형성 능력을 가지고 있으므로 이를 특정 용제에 녹여 혈관에 주입하는 경우 색전을 일으킬 수 있다.

특히 견사 단백질은 생 분해 시간을 조절하여 영구 또는 임시 색전을 형성할 수 있으므로 과거 색전 물질에 비해 색전제로서의 활용범위가 넓을 것으로 예상된다. 실제로 동물실험을 통해 색전물질로서의 기능이 확인되고 있는데, 임상 시험 후 별다른 합병증이 유발되지 않을 경우 기존의 색전물질을 대체하는 고부가가치 제품으로 유용하게 사용될 수 있으리라 생각한다.

경인일보 2002년 3월 12일

　액체 실크를 이용한 색전물질이 국내 연구진에 의해 개발됐다. 색전물질이란 각종 종양수술 때 혈관 속에 다른 물질을 주입하는 물질로 혈액의 흐름을 막아 지혈은 물론 종양의 성장을 일정시간 멈추게 하는 효과가 있으며 현재 내·외과 치료에 광범위하게 사용되고 있다.

실크이용「색전물질」개발

　농촌진흥청 잠사곤충연구소(소장·林秀浩)는 11일「누에에서 나온 견사 단백질이 인체에 친화력이 강한 점을 이용, 액체 실크를 이용한 색전물질을 서울대 삼성의료원과 공동으로 개발, 특허 출원했다」고 밝혔다.

　이번에 개발된 액체실크 색전물질은 누에에서 나온 천연실크를 염화칼슘, 질산칼슘, 치환리듐 등의 용매로 녹이는 것으로 실크를 이용한 색전물질 개발은 이번이 처음이다.

　삼성의료원 동물 실험결과 액체 실크 색전물질은 기존의 금속 색전물질이나 천연단백질 색전물질(콜라겐)보다 체내 친화력이 강하고 부작용이 적은 것으로 조사됐다.

지혈·종양성장지연 효과
농진청 잠사硏 특허 출원

　특히 비교적 큰 혈관에만 사용이 가능하던 기존의 색전물질과는 달리 직경 2mm 이하의 모세혈관에도 사용할 수 있고 견사 단백질 분자량 조정으로 색전효과의 시간도 임의로 조절할 수 있어 뇌출혈 예방이나 간암 수술에 유용하게 사용할 수 있을 것으로 보인다.

　또 현재 대부분 색전 물질이 모두 수입되고 있는 점을 감안하면 이번 개발로 10억~20억원의 수입대체 효과도 거둘 수 있을 것으로 잠사곤충연구소는 기대했다.

인공뼈 및 인대

　뼈조직과 같이 있는 근육이나 인대 등은 인체의 운동기능과 밀접한 관련을 가진다. 근육이나 인대 등의 일상적인 수준에서의 손상은 자연 치유력으로 회복되지만 심한 손상을 입었을 경우에는 다른 부위의 근육이나 인대를 사용한다. 사람의 뼈는 대부분 무기염류로 이루어져 있으며 이런 무기염류의 주성분은 인회석(燐灰石)이다. 인회석은 특정 매개체를 통해 뼈와 결합하는데, 이미 언급한 견 피브로인은 인체 친화형 성질과 견 피브로인의 표면에 인회석회를 유도할 경우 뼈를 대신할 수 있는 물질로 사용할 수 있다. 인공적인 인회석회를 한 후 인체의 유사체액에 개질된 비단실을 넣어서 37℃에서 1주일간 침지하면 인회석이 형성되는데, 이는 실크가 인조근육, 인대 등의 대체 물질로도 사용될 수 있다는 가능성을 보여 주는 것이다.

인공혈관

　현대에 들어와 식생활의 변화, 스트레스로 인한 동맥경화, 협심증 등 혈관계통의 순환기성 질병이 증가하는 추세다. 이들은 수술이나 약물치료로는 대부분 치유가 불가능하고, 경우에 따라서는 막힌 혈관을 교체해야 한다. 그렇지 않을 경우 신체의 일부가 마비되는 중대한 사안으로 발전할 수 있다.

　인공혈관은 생체에 이식할 때 생체 거부반응이 나타나지 않아야 하며, 혈관 내벽에 혈전 등이 생기지 말아야 하는 등의 까다로운 점이 발생할 뿐만 아니라 몸 안에서 끊임없이 반복되는 팽윤, 수축작용을 통해 혈관 내에서 상당한 압력을 받기 때문에 압력을 견딜 수 있는 유연성과 물리적 성능을 가지고 있어야 한다. 견 피브로인은 생체에 대한 친화성이 높은 물질로서 이러한 조건을 골고루 갖추었으므로 인공혈관의 용도로 활용할 여지가 충분하다고 할 수 있다. 이 외에 혈액에 대한 안전성을 보다 높여 주기 위한 연구, 즉 폴리에칠렌 글리콜(polyethylene glycol)을 피브로인과 반응시켜 인공혈관을 개발하는 연구에도 다양하게 응용될 것으로 기대한다.

수술용 봉합사

　인간이 수술을 받게 되면 그 자리를 봉합해야 한다. 봉합사는 생체 내에서 분해되어 흡수되는 흡수성 봉합사와 수술 후 일정

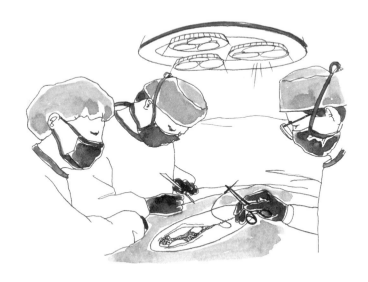

기간이 지나면 뽑아내야 하는 비흡수성 봉합사로 구분되며, 인
공혈관의 봉합 및 외과 수술용으로는 비흡수성 봉합사가 사용된
다. 일반적으로 수술용 봉합사는 일정한 강도를 가진 실의 형태
를 가지는 동시에, 인체에 무해한 물질로 만들어지기 때문에 재
료에 어느 정도 한계성이 있다고 할 수 있다.

한편, 대표적인 비흡수성 봉합사로는 누에고치에서 생산되는
실크가 오랜 세월동안 사용되어 왔기 때문에 인체 친화성의 대
표적 물질로 거론되고 있다. 하지만 색상이 백색이어서 수술시
혈액이 환부에 스며들면 봉합사 주변 조직과 구별이 어려운 점

이 큰 문제점으로 대두되었다. 이러한 결점을 해소하려면 색소가 피부에 오염되지 않는 검정색의 착색 실크봉합사를 만들어야 한다. 상품화만 된다면 천연염료를 이용하므로 인체에 해가 없고, 기존의 백색 봉합사에 비해 수술 도중 혈액이 묻어도 식별이 쉽고 상처 부위의 봉합 여부 등 여러 가지 장점을 지닌 고부가가치 상품이 될 것이다. 그림 42는 천연 물질로 염색한 비흡수성 봉합사로, 동물에 적용한 결과 수술시 확실한 구별이 이루어져 착색 실크봉합사로 사용될 수 있는 가능성을 보여주고 있다.

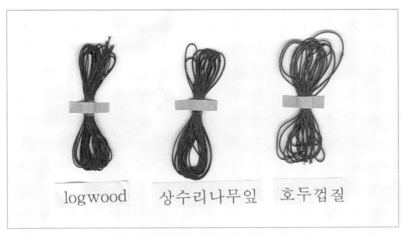

[그림 42] 천연 염료로 염색한 실크 봉합사

완충형 약물 방출 제제

완충형 약물 방출 제제(DDS : Drug Delively System)는 약의 방출을 서서히 그리고 지속적으로 나오게 하는 것으로서 약물 혈중 농도를 치료 부위에 장기간 유지하는 것을 목적으로 한다. 더불어 기대할 수 있는 효과로는 약물 치료의 정밀화, 부작용 및 투여 횟수의 경감 등 환자의 심리적 부담감(용법·용량을 시간에 맞추어 지시대로 복용하는 것)을 줄여 주는 것이다. 이를 얻기 위한 수단으로 실크 단백질을 포함한 2종류 이상의 고분자를 조합하거나 적절한 첨가제로 사용하여 새로운 물질이 개발되었는데, 이러한 분야에 대한 연구는 앞으로 더욱 활발히 추진되어야 한다고 생각한다. 참고로 현재 실크 단백질을 이용한 완충형 약물 방출 소재로서 응용할 수 있는 기능성 물질의 연구가 긍정적으로 진행되고 있는데, 이 물질이 합성 소재로 인한 부작용을 줄일 수 있을 것인가가 또 하나의 관심사항이다.

7

실크는 우리 생활의 일부이다

실크를 먹으면 소화흡수가 잘 되겠는가하는 의문을 가질 수 있다. 그런 점에서 실크가 어느 정도 소화흡수가 되는지 알아보았는데, 실크젤리 30%, 실크 원액 50%를 가수분해하여 아미노산 또는 올리고 펩타이드로 했을 때 90% 이상 소화 흡수되는 것이 쥐 실험을 통해 입증되었다.

실크 분말을 직접 복용하는 방법으로는 2g 정도를 식후 물이나 차에 타서 먹으면 변비가 해소되고 노인들의 피부에 생기는 갈색반점도 현저히 적어진다고 한다. 실크 분말을 수용액으로 한 다음 그대로 방치해 두면 젤(gel)화 한다.

이것은 색이나 냄새가 없을 뿐 아니라 특별한 맛도 없어서 목구멍에서 잘 넘어가지만 오렌지, 포도, 커피 등으로 맛을 내주면 형태나 품질 면에서 시판되어도 전혀 손색이 없을 정도이다. 또

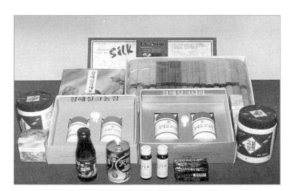

[그림 43] 다양한 실크 제품들

한 일본에서는 직접 먹는 실크 분말 외에 실크 분말을 케이크, 센베이, 우동, 과자 등에 첨가하여 판매하고 있다.

또 실크죽이나 실크사탕도 제품화되어 있는데 소비자들로부터 상당히 호평을 받고 있다. 가격도 합성 아미노산과 충분히 겨룰 수 있는 수준으로 공급되고 있어 최근에는 한 드링크제 회사가 실크음료를 만들어 시판하고 있다.

국내에서도 일부 업체가 누에고치 실크를 특수공법으로 분해하여 먹는 식품으로 개발하여 판매하고 있으며, 실크 분말을 대량생산할 수 있는 설비를 갖춘 회사도 설립되어 식용 실크산업의 전망을 밝게 해주고 있다. 아래에 한국과 일본에서 시판된 몇 가지 제품을 소개하고자 한다.

… 실크 간장

간장이란 음식의 간을 맞추는 데 사용되는 짠맛이 있는 액체 조미료로서, 한국을 비롯한 중국, 일본 등지에서 널리 사용되고 있다. 25% 정도의 염분을 함유하는 아미노산이 주성분이다.

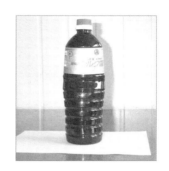

근래에는 사람의 건강에 도움을 줄 수 있는 기능성 간장들이 많이 소개되고 있는데, 그 중 실크간장은 콩을 가수분해시켜 아미노산을 생성한 다음 색, 맛, 향을 첨가하는 과정에 기능성이 함유된 수용성 실크 단백질 등을 혼합 · 숙성시켜 생산한 것이다. 이러한 원리가 실용화만 된다면 머지않아 우리 식단에도 실크 아미노산이 가미된 간장이 등장하여 맛과 건강 증진에 큰 기여를 하리라 기대한다.

… 실크 된장

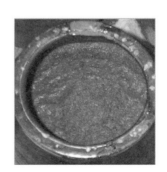

한국의 음식은 거의 대부분 된장, 간장, 고추장 등 장류로 간을 맞추거나 맛을 내고 있으며, 장의 맛이 곧 음식의 맛과 직결된다는

의미를 갖고 있어, 좋은 장 담그기에 열과 성을 다해 왔다. 그러나 이러한 풍습들은 획일화 된 대량생산 장류가 많이 생산되면서 점차 사라져가고 있다.

이제는 된장도 인간의 건강과 결부되는 기능성이 함유된 고품질의 것이 주류를 이루고 있는데, 이러한 현상은 일본을 중심으로 크게 각광을 받고 있다.

현재 우리나라에서도 된장을 만드는 제조공정에 실크 단백질 같은 기능성 물질을 첨가함으로써 맛은 물론 기능성 물질 고유의 기능성이 첨가된 우수한 된장이 개발되고 있다. 농촌진흥청에서도 실크 단백질이 함유된 기능성 된장을 개발하기 위한 연구가 진행되고 있으며, 머지않아 시제품을 생산하게 될 것이다.

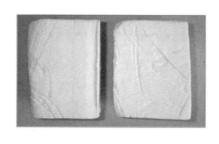

... 실크 두부

두부는 중국 한나라 때부터 음식으로 사용되었다 하는데, 오늘날 콩제품 가운데 가장 대중적인 인기를 누리는 가공품으로 식물성 단백질이 풍부한 식품이다. 또한 필수아미노산을 다량 함유한 질 좋은 식품으로 소화 흡수도 잘 된다. 그래서인지 예로부터 한민족의 중요한 단백질 원료가 되어 왔다.

최근에는 두부 제조공정 중에 수용성 실크 수용액이나 실크 분말을 혼합한 실크두부를 제조하여 판매되고 있는데, 이렇게 제조된 실크 두부는 맛이 좋고 부드러울 뿐만 아니라 새로운 영양소를 공급해주는 일석이조의 영양 공급원이 될 것이다.

경인일보 2002년 12월 25일

농진청 실크 단백질 미립자화 성공, 보습효과 탁월 화장품 소재로 사용

첨단 나노기술(NT)과 누에고치의 특성을 결합한 고품질 미래형 화장품 소재가 개발됐다. 농촌진흥청(청장·정무남)은 24일 농진청 산하 잠사곤충부와 서울대, (주)바이오랜드가 공동으로 누에고치에서 추출한 실크 세리신(sericin) 단백질의 나노(직경 10억분의 1m) 미립자화에 성공했다고 밝혔다.

나노기술이 농업관련 생산물에 도입되기는 이번이 처음으로 실크 단백질 나노화 기술은 국내 특허가 출원됐으며 세계 유수 학술지(영국 International Journal of Biological Macromolecules지)에 게재가 예정됐다.

나노기술을 통해 미립자화된 실크 단백질은 피부 보습효과가 다른 어떤 물질보다도 뛰어날 뿐 아니라 종류가 다른 화장품 소재와의 결합력도 탁월해 새로운 기능성 화장품 소재로 활용이 가능하다. 특히 누에고치의 세리신 단백질은 인체의 피부단백질과 비슷한 천연물질로 피부 부작용이 거의 없는 것이 장점이다.

잠사곤충부는 사전 테스트에서 나노 입자화된 실크 세리신 단백질에 주름 개선 효능을 지닌 레티놀(retinol)을 첨가한 결과, 기존 레티놀 함유 화장품에 비해 200% 이상의 주름개선 효과를 확인했다고 밝혔다.

잠사곤충부 이광길 박사는 "실크 단백질인 세리신은 그 자체만으로 보습성이 우수해 주름 개선 등의 기능성이 있다"며 "여기에 나노기술을 접목, 실크 세리신을 나노 입자화함으로써 다른 화장품용 물질과의 혼합성도 우수해졌다"고 밝혔다.

한편 나노화된 실크 단백질은 내년 초 민간 기업들에 의해 고기능성 천연 실크 화장품으로 제조, 판매될 예정이다.

이성호 기자

속을 편하게 해 주는 실크 분말

이묘숙(수원시 장안구 천천동 주공아파트)

저는 13년 전 뇌졸중으로 쓰러진 후 몸의 거동이 불편한 상태입니다. 체질이 원래 허약한데다 거동 불편으로 운동까지 부족하게 되니 자연히 소화력이 떨어졌고 급기야 위장병이 생겨 병원에 다니게 되었습니다.

그러나 처음 며칠은 좀 낫는 것 같더니 얼마 지나면 다시 재발되는 등 병원 약으로는 뚜렷한 진전이 없었습니다. 의사 선생님은 그런 저에게 위내시경 검사를 받으라는 진단 소견을 내셨습니다.

하지만 오랫동안 기력을 잃고 있었던 저는 왠지 위내시경 검사를 받기가 싫었습니다.

그러던 차에 남편으로부터 먹는 실크가 새로 개발되었는데 몸에 정말 좋다는 이야기를 듣게 되었습니다. 한 병을 구해다 한 티스푼씩 하루 세 번을 복용하였습니다. 복용 후 일주일쯤부터 속이 더부룩한 것이 없어졌고 3개월 후에는 체중이 2kg이나 늘어났습니다. 실크에 이러한 효능도 있구나하고 정말 놀랐습니다.

  그래서 다시 한 번 효능을 확인하고 싶어 노약하신 팔순 시어머니도 실크 분말을 드시게 하였습니다. 역시 예상대로 속이 편하다고 하시면서 식사도 잘하시고 근력이 좋아지셨습니다.

  이제 저의 시어머니께서는 실크 가루 없이는 안 된다고 하시며 늘 기뻐하신답니다. 실크로 저의 건강을 되찾았고 모처럼 효부 노릇도 하게 되었습니다.

신경성 위염과 실크 분말의 효과

김명옥(수원시 장안구 조원동)

저는 3년 전 위를 뜯어내는 것 같은 통증과 소화불량으로 내과 검진을 받았습니다.

진단 결과, 신경성 위염이라고 하여 병원에서 처방해준 약을 복용했지만 깨끗하게 치료되지 않았고 소화 불량과 속이 더부룩한 증상이 계속되었습니다.

그렇다 보니 나 자신도 모르게 찡그린 얼굴을 할 때가 많았으며 짜증 섞인 날들을 보내곤 했습니다.

그렇게 1년을 보내고 있던 어느 날 농업과학기술원 잠사곤충부의 이광길 박사님으로부터 실크 분말이 숙취해소 등에 좋다는 얘기를 듣고 그렇다면 위장에도 좋을 것이라는 생각이 들어 한 병을 구입했습니다.

아침, 저녁으로 하루 두 번씩, 한 번에 한 티스푼씩 복용한 결과 열흘쯤 지나면서부터 소화가 잘되었고 속이 더부룩한 증상도 사라졌습니다. 속이 편하게 되니 늘 찡그리기만 하던 얼굴에 웃음이 찾아와 밝은 나날을 살게 되었습니다.

'실크'라고 하면 '비단-섬유의 여왕-'으로만 알고 있었는데 실크 분말에 사람의 건강을 증진시키는 또 다른 기능성이 있다는 사실이 놀라웠으며 소개해 주신 박사님께 다시 한 번 감사드립니다. 실크 분말의 효능으로 저와 유사한 고통을 겪고 있는 사람들의 건강이 회복되길 바라며 끝으로 먹는 실크를 개발해 주신 분들께 깊은 감사를 드립니다.

실크 분말의 숙취 해소 효과

김종길(수원시 장안구 조원동 한일타운)

저는 원래 술을 잘 마시지 못하는 편이지만 사회생활을 하다 보니 좋든 싫든 마셔야 할 일이 많아졌습니다.

분위기상 본인의 의사와 관계없이 과음을 하게 되는 날 또한 많았습니다. 문제는 그 다음날입니다.

체질상 술이 잘 깨질 않아 아침까지 얼굴이 벌겋고 심한 두통에 시달렸습니다. 그 뿐만 아니라 속이 뒤틀리고 시려 아침식사는 엄두도 내지 못할 정도였습니다.

그런데 우연히 농업과학기술원 잠사곤충부 소재응용연구실에서 개발한 실크 분말을 얻어 복용해 보았습니다.

처음에는 반신반의하며 복용하였는데 그 효과는 믿기 어려울 정도였습니다.

우선 술이 가볍게 깨는 것은 말할 필요도 없고 머리가 무겁거나 아프지 않았으며, 그 다음날 이른 아침부터 배가 고파 잠에서 깰 정도로 효과가 탁월했습니다. 오히려 실크 분말을 믿고 과음하는 경우도 종종 있었습니다.

　기분 좋게 마시고 다음날 몸과 마음까지 개운하다면 그보다 더 좋은 일이 어디 있겠습니까? 실크 분말 덕분에 일상에 많은 도움을 얻고 있습니다. 실크 분말을 개발한 연구진들께 깊은 감사의 말씀을 전합니다.

Re 20은 내 친구

정금주(서울시 서초구 잠원동)

　'젊음' '싱그러움' 이라는 단어가 얼마나 소중한지 알지 못했던 시절의 친구들, 세월이 훌쩍 흘러 이제는 많이 변해 버린 5학년 6반 동기동창들……. 그래도 한번 모였다하면 끼리끼리는 서로 옛 모습 그대로라고 자화자찬하느라 바쁘다.

　세월이 가는 속도에 따라 늙는 것이야 인지상정이겠지만 나에게는 미약하나마 그 속도를 줄일 수 있는 비결이 있다. 누에를 원료로 만든 실크 화장품 'Re 20' 이 바로 그것이다.

　물론 기본적인 비결은 '알맞은 양의 식사를 정해진 시간에 맛있게 먹기' '규칙적으로 땀이 날 때까지 움직이기' 이지만 거기에 'Re 20으로 말라가는 피부를 촉촉하게 가꾸기' 가 더해지면 효과를 배로 볼 수 있다.

　어릴 적, 상처 난 피부에 태워 바르면 감쪽같이 나았던 경험 때문인지 누에가 원료라는 말에 처음부터 친근한 느낌이 들었던 실크 화장품 Re 20……, 아침저녁으로 바르다 보니 어느 새 나의 친한 친구가 되었다.

악건성 피부가 비단결 피부로

조선애(서울시 중구 신당동)

　피부과나 마사지실에서 각종 테스트를 할 때마다 결과가 항상 건성으로 나오던 내 피부……. 실제로 내 피부는 20대 중반이라는 나이와는 맞지 않게 유난히 메마르고 거칠었다. 그렇다 보니 세안을 하고나서 곧바로 무언가를 바르지 않으면 당기고 트고, 정말이지 참기 어려울 정도였다. 특히 샤워 후에는 곧바로 바디 크림을 바르지 않으면 하얗게 각질까지 일었다. 그러다가 우연히 지인으로부터 실크 클렌징 바를 선물 받았다. 좋다는 화장품은 다 써보고 피부과 치료까지도 해봤던 터라 별로 큰 기대는 하지 않았다. 그런데……

　실크 클렌징 바로 샤워를 하고 난 결과는 정말이지 믿기 힘들었다. 거칠고 메마른데다 각질까지 일던 내 피부에서 뽀드득 소리가 났다. 조금 과장을 하자면 비단 같은 피부로 탈바꿈했다. 예전에는 워낙 건성이라 샤워도 매일 하지 못했지만, 이제는 매일 매일의 샤워시간이 너무 기다려지고 행복하다. 나의 악건성 피부를 비단결 피부로 바꾸어 준, 실크 클렌징 바 그리고 그것을 만들어 준 관계자 여러분에게 정말 감사드린다.

잠사 관련 기관 및 실크 제품 생산업체

농림부 산하 잠사 관련 기관

기 관 명	주 소	우편번호	전화번호 FAX
농림부 농산물유통국 과수화훼과 화훼유통계	경기도 과천시 중앙동 정부과천청사	427-719	02-500-1882 02-503-7259
농촌진흥청	경기도 수원시 권선구 서둔동 250	441-707	031-299-2200 031-299-2469
농촌진흥청 농업과학기술원 잠사곤충부(기획실)	경기도 수원시 권선구 서둔동 61	441-100	031-290-8575 031-295-2176

각 도 잠사 관련 기관

도 별	기 관 명	주 소	우편번호	전화번호 FAX
경 기 도	농업기술원 소득기술과	경기도 화성군 태안읍 기산리 315	445-972	031-229-5885 031-229-5968
	농업기술원 소득기술과 잠업농장	경기도 수원시 권선구 금곡동 746-2	441-460	031-292-0924 031-292-0923
강 원 도	농정산림국 유통특작과 원예특용작물담당	강원도 춘천시 봉의동 15	200-700	033-249-2719 033-249-4041
	농업기술원 농산물원종장 잠업담당	강원도 춘천시 우두동 400	200-150	033-249-5324 033-254-2217
충 청 북 도	농정국 원예유통과 원예과수담당	충북 청주시 상당구 문화동 89	360-765	043-220-2733 043-220-3871
	농업기술원 잠사균이시험장	충북 청원군 내수읍 구성리 420	363-931	043-220-5441 043-220-5449
충 청 남 도	농림수산국 농산과 원예특작담당	대전광역시 중구 선화동 287	301-763	042-251-2713 042-251-2719
	농업기술원 환경농업과 잠사곤충팀	충남 공주시 우성면 귀산리 135-6	314-861	041-854-2998 041-852-1367

도별	기 관 명	주 소	우편번호	전화번호 FAX
전라북도	농림수산국 농산유통과 원예특작담당	전북 전주시 완산구 중앙동4가 1	560-761	063-280-2620 063-231-0365
전라북도	농업기술원 원종과 잠업시험지	전북 완주군 용진면 운곡리 905-2	565-811	063-834-2141 063-243-2792
전라남도	농정국 농산유통과 과수화훼담당	광주광역시 동구 광산동 13	501-702	062-607-2640 062-232-2242
전라남도	농업기술원 농산물원종장 분장	전남 장성군 장성읍 성산리 800	515-804	061-393-2483 061-393-6014
경상북도	농수산국 유통특작과 채소잠특담당	대구광역시 북구 산격4동 1445-3	702-702	053-950-2625 053-950-2629
경상북도	농업기술원 잠사곤충사업장	경북 상주시 낙양동 123-29	742-100	054-532-0051 054-534-3951
경상남도	농수산국 농수산물유통과 원예잠특담당	경남 창원시 사림동 1	641-702	055-279-2624 055-279-2629
경상남도	농업기술원 기술보급과 잠업기술담당	경남 진주시 집현면 신당리 79	660-933	055-750-6363 055-750-6366

출연 연구 기관

기 관 명	주 소	우편번호	전화번호 FAX
한국 견직 연구원	경남 진주시 상대동 33-106	660-322	059-761-0212 059-761-0215

사단법인 대한잠사회

기 관 명	주 소	우편번호	전화번호 / FAX
대한잠사회 사무관리소	서울특별시 영등포구 여의도동 17-9 잠사회관	150-874	02-783-6073 / 02-780-0706
잠업진흥사업소 (잠사문화박물관)	충북 청원군 강내면 학천리 175	363-894	043-236-1321 / 043-231-5997

사단법인 한국양잠연합회

기 관 명	주 소	우편번호	전화번호 / FAX
한국양잠연합회	서울특별시 영등포구 여의도동 17-9 잠사회관	150-874	02-780-0627 / 02-780-0627
횡성양잠농업협동조합	강원도 횡성군 횡성읍 읍하리 363-6	225-808	033-343-2305
청원양잠농업협동조합	충북 청주시 영동 70	360-020	043-223-6036
충주양잠농업협동조합	충북 충주시 산척면 송정리 453	380-831	043-853-6173
괴산양장농업협동조합	충북 괴산군 소수면 고마리 133-10	367-921	043-832-8160
충청양잠농업협동조합	충북 보은군 보은읍 장신리 18-1	376-805	043-544-2703 / 043-544-2703
서산양잠농업협동조합	충남 서산시 읍내동 472-5	356-020	041-665-3102 / 041-665-5008
공주양잠농업협동조합	충남 공주시 장기면 송선리 95-5	314-914	041-857-3929 / 041-857-3929
김제양잠농업협동조합	전북 김제시 요촌동 60-1	576-010	063-547-5221

기 관 명	주소	우편번호	전화번호 FAX
김제양잠농업협동조합 부안지소	전북 부안군 부안읍 서외리 424-4	579-800	063-583-3144
정읍양잠농업협동조합	전북 정읍시 연지동 33-29	580-070	063-535-3092 063-532-3101
정읍양잠농업협동조합 고창지소	전북 고창군 고창읍 읍내리 192-45	585-807	063-564-2891 063-564-2891
무주양잠농업협동조합	전북 무주군 무주읍 당산리 729-2	568-802	063-322-0371
남원양잠농업협동조합	전북 남원시 도통동 140-1	590-190	063-633-3374 063-633-3374
장수양잠농업협동조합	전북 장수군 장수읍 장수리 634	597-800	063-351-2304
순창양잠농업협동조합	전북 순창군 순창읍 복실리 157	595-800	063-653-2743
상주양잠농업협동조합	경북 상주시 낙양동 146-110	742-901	054-536-5550 054-536-3902
영천양잠농업협동조합	경북 영천시 완산동 1106-3	770-906	054-334-2971 054-333-8673
영천양잠농업협동조합 경주지소	경북 경주시 동천동 792-7	780-935	054-772-3584 054-772-3584
청구양잠농업협동조합	경북 칠곡군 왜관읍 봉계리 397	718-803	054-974-0944
영일양잠농업협동조합	경북 포항시 북구 죽도2동 333-2	791-843	054-273-4896 054-244-0792
예천양잠농업협동조합	경북 예천군 예천읍 동본리 457	757-802	054-654-2806 054-655-5224
청도양잠농업협동조합	경북 청도군 청도읍 원정2리	714-805	054-371-2421

기 관 명	주소	우편번호	전화번호 FAX
함양양잠농업협동조합	경남 함양군 함양읍 용평리 799-1	676-805	055-963-3487
산청양잠농업협동조합	경남 산청군 산청읍 산청리 206	666-804	055-973-2211 055-973-6020
거창양잠농업협동조합	경남 거창군 거창읍 대동리 102-12	670-803	055-944-3165 055-942-0146

양잠영농조합법인

기 관 명	주소	우편번호	전화번호 FAX
경기양잠영농조합법인	경기도 수원시 팔달구 신동 514-1	442-390	031-204-4478
강원양잠영농조합법인	강원도 원주시 호저면 고산리 132	220-921	033-343-9552
충북양잠영농조합법인	충북 청주시 상당구 영동 70 충북잠업진흥빌딩내	360-020	043-223-3322
홍성양잠영농조합법인	충남 홍성군 장곡면 지정리 639	350-893	041-642-5605
청양양잠영농조합법인	충남 청양군 목면 안심리 262-18	345-862	041-943-5873
유유양잠영농조합법인	전북 부안군 변산면 마중리웁 웁마을	579-850	063-582-8573
전남양잠영농조합법인	광주광역시 동구 계림동 559-13	501-806	062-515-5858
순천양잠영농조합법인	전남 순천시 주암면 행정리	540-844	061-754-4878

기 관 명	주 소	우편번호	전화번호 / FAX
상주양잠영농조합법인	경북 상주시 화북면 중벌리 271	742-872	054-535-2702
영덕양잠영농조합법인	경북 영덕군 창수면 인량리 427-1	766-871	054-732-2452
김천양잠영농조합법인	경북 김천시 대덕면 문의리 70	740-953	054-435-2702
울진양잠영농조합법인	경북 울진군 근남면 산포리 1516	767-872	054-782-4086

한국생사수출입조합 및 조합원 명단

기 관 명	주 소	우편번호	전화번호 / FAX
한국생사수출입조합	서울특별시 영등포구 여의도동 17-9 잠사회관 702호	150-874	02-785-5911 / 02-785-5915
해성견업주식회사	서울특별시 성북구 보문동 7가 138 서광빌딩 701호	136-087	02-928-6831 / 02-922-6823
경기제사주식회사	서울특별시 강동구 성내동 19-1	134-030	02-477-6137 / 02-471-3211
충북제사주식회사	서울특별시 강남구 삼성동 60-18	135-090	02-511-1114 / 02-512-1112
중화실업주식회사	경기도 안양시 동안구 관양동 951-2	431-060	031-425-6335 / 031-425-6046
대전생사주식회사	서울특별시 서초구 서초동 1338-27 양촌빌딩 503호	137-070	02-3472-7364 / 02-3472-7396
한국견직주식회사	서울특별시 종로구 도렴동 60 도렴빌딩 8층	110-051	02-734-0477 / 02-737-2772

기 관 명	주 소	우편번호	전화번호 / FAX
삼양물산주식회사	서울특별시 서대문구 연희3동 136-32 동명빌딩 4층	120-113	02-336-0022 02-332-5109
삼양건업주식회사	서울특별시 서대문구 연희3동 136-32 동명빌딩 4층	120-113	02-336-0022 02-332-5109
제일생사주식회사	경상북도 성주군 성주읍 대황동 18-3	719-804	054-933-2711 054-933-2712
주식회사 한농	서울특별시 서초구 서초2동 1361-9 서광빌딩 3층	137-072	02-3473-3600 02-3473-3609
중앙생사주식회사	대구광역시 서구 중리동 48-1 대호빌딩 2층	703-831	053-553-1331 053-553-1333
무남제사주식회사	서울특별시 강남구 역삼동 683-13	135-916	02-3451-2200 02-3453-3976
동오주식회사	서울특별시 서초구 서초동 1337-4 동오빌딩 4층	137-070	02-3473-9436 02-3474-9501
(주)경기SILK	경기도 여주군 여주읍 하리 162	469-805	031-883-6111 031-883-6112
삼신산업사	서울특별시 종로구 낙원동 58-1 종로오피스텔 1111호	110-320	02-763-2107 02-765-3738
주식회사 홍진	서울특별시 강남구 역삼동 702-2 삼성제일빌딩 1618호	137-875	02-563-5598 02-527-3198
정한실업주식회사	서울특별시 동작구 대방동 333-3 남지빌딩 508호	156-808	02-823-2587 02-823-2589
합도연사	충청남도 아산시 도고면 금산리 204	336-911	041-541-9556 041-541-9557
경남SILK	경상남도 산청군 산청읍 차탄리 680-2	666-803	055-972-2381 055-972-2385
BC상사	경기도 여주군 여주읍 하리 462	469-805	

기 관 명	주 소	우편번호	전화번호 / FAX
두성섬유	인천광역시 강화군 선원면 냉정리 778	417-821	032-933-3931 / 032-933-3931
경북제사	경상북도 성주군 월항면 유월리 398	719-851	054-931-3360 / 054-931-3360
동원실크주식회사	서울특별시 중구 정동 15-5 정동빌딩 1102호	100-120	02-777-3678 / 02-774-9936
신신연사	전라북도 김제시 황산면 용마리 707-1	576-933	063-546-8293 / 063-546-8293
금농산업사	서울특별시 중구 주교동 124 경진빌딩 308호	100-330	02-2273-8220 / 02-2273-8220

잠상산물 관련 제조업체

업 체 명	취급품목	주 소	우편번호	전화번호
(주)고려엔지니어링	잠사기계 제사기계	인천광역시 계양구 효성동 576-6	407-040	032-527-3294
동방유량(주)	인공사료	서울특별시 영등포구 양평동 4가 2	150-866	02-676-9123
한잠기계(주)	잠사기계 제사기계	경기도 여주군 여주읍 하리 23-6	469-800	031-883-9559
신도 바이오실크(주)	실크 파우더	광주광역시 광산구 안청동 하남산업단지 10번로 120	506-258	062-954-4766
누에로	뽕잎차 잠업학습자료	대구광역시 달성군 하빈면 봉촌2리	711-823	053-581-6803
남양유업(주)	위풍당당 동충하초	서울특별시 중구 남대문로 1가 18대일빌딩내	100-091	02-734-1305

업 체 명	취급품목	주 소	우편번호	전화번호
(주)홍영식품	뽕잎가루 아이스크림	충청북도 진천군 이월면 중산리	365-822	043-534-7055
(주)효원	동충하초 술(불휘)	경기도 수원시 권선구 오목천동 567-2	441-350	031-296-3870
(주)한국메디	실크 분말	서울특별시 마포구 서교동 478-12 홍익 B/D 202호	121-842	02-3273-8370
(주)이원생활환경	실크미용비누	경기도 파주시 월롱면 덕은리 324-9	413-811	034-945-9405
(주)바이오랜드	실크미세분체	충청남도 천안시 병천면 송정리 39-4	330-860	041-564-8615
(주)포쉬에화장품	실크 화장품 제조	충청남도 아산시 음봉면 소동리 33-21	336-864	041-546-9040
(주)아이-뉴 오마샤리프화장품	실크 화장품 판매	서울특별시 서초구 서초동 1358-9 증산빌딩 1층	137-070	02-523-2672
(주)동성제약	실크염모제	충청남도 아산시 둔포면 관대리 36-25	336-871	041-532-5321